ビハーラ医療団講義集Ⅸ

救われるとは

―医療と宗教の協働―

ビハーラ医療団 編

序

本書は二〇二二年九月四日に龍谷大学大宮学舎清和会館を会場に開催した第二十回ビハーラ医療団研修会 in 京都の記録を中心にまとめたものです。

今回の大会の研修テーマは「救われるとは――医療と宗教の協働――」で、ビハーラ活動の臨床の場における仏教的救済をダイレクトに取り上げました。

ビハーラとは、医療や福祉の場における仏教徒によるボランティアや援助活動と解釈している人も多くいます。それならば何も「仏教」を名乗らなくてもいいはずです。「ビハーラ」とは、本来、生死が直接的に課題となっている臨床の場で仏法を聴聞し、無生無死に目覚めていく学びをしていく活動であります。「自信教人信」の聞法が基本なのです。

今回は、そのような理念で活動しているビハーラ僧の方たちの活動報告、あるいは、そこで聞法している医師たちの信仰告白、さらには、医療と仏教の協働をいち早く提唱した富士川游博士からの学びを発表していただきました。

このテーマはビハーラ関係者のみならず、仏教を学ぶものにとりましても、最大関心事です。救いとは何か、救われていくとはどういうことかの具体的な内容です。読者の生死を超える救いの一助になれば幸いです。

編集は世話人代表の田代俊孝が行いました。出版は、今回から自照社出版に代わって新たに設立された合同会社自照社の鹿苑誓史氏にお願いいたしました。献身的に協力してくださいました氏には心より感謝いたします。

二〇二三年五月

ビハーラ医療団世話人代表
編者 田代俊孝

◇ 目　次 ◇

救われるとは——医療と宗教の協働——

II

不治の病の子どもも救われている、医師の私も救われている

I

救われるとは

医療と宗教の協働

本願力に遇いぬれば
――「ビハーラ」提唱の願いと広がり――

田代俊孝

「ビハーラ医療団」の成り立ち

ビハーラ医療団の研修は今回が第二十回ということですので、まず、この会の成り立ちを振り返ってお話しさせていただきます。

「ビハーラ医療団」とは、医療と福祉の場で仏教精神に基づいて医療活動を行い、医療技術のみならず、患者とともに仏教の教えを学び、人生の充足感を得ていくビハーラ運動を推進する医療・宗教関係者等のネットワーク組織です。

ビハーラ医療団の綱領としまして、次のように掲げています。

ビハーラ医療団は、会員それぞれの場で仏教精神に基づいて医療活動を行い、一人ひとりの人間が心豊かに幸福な人生を全うしていくことに貢献するために次のことに努めます。

一、私たちは「自信教人信」の立場で聞法します。

二、私たちは、あらゆる「いのち」を尊び、共生の社会の実現に努めます。

三、私たちは病める患者と生老病死の苦悩を共有し、ビハーラ運動の普及に努めます。

私は、一九八〇年に大谷大学の博士後期課程を修了しました。同じゼミに田宮《たみや》仁《まさし》さんという方がいました。その後、私は、名古屋の同朋大学に勤めました。田宮さんは、私の一年後に佛教大学社会事業研究所に就職されました。彼のお兄さんが新潟の長岡西病院を経営しておられまして、彼とは研究の場所は違うけれども、お互いに仏教のターミナルケアのことを研究していこうということを申しておりました。

その折に、田宮さんが「仏教ホスピス」というのは、「ホスピス」という言葉自体に、キリスト教の概念が入っているから新しい言葉を造ろうと言われました。当時、佛教大学に大谷大学名誉教授の雲井昭善先生というインド学の先生がおられました。雲井先生の提案で、「ビハーラ」という言葉がいいのではないかということになりました。「ビハーラ(Vihara)」という言葉は梵語で、安らかな場所、精舎《しょうじゃ》、僧院という意味です。

彼は佛教大学社会事業研究所で研究会を作ったりして、いろいろな活動をしておられました。私は、名古屋で一九八八年に、医師、看護師、ソーシャルワーカー、癌の患者さん、僧侶、刑務所の教誨師《きょうかいし》の方たち、七～八人の方に発起人になってもらいまして、市民参加の「死そして生を考える研究会（ビハーラ研究会）」を、私の研究室に事務局を置いて立ち上げました。田宮さんにも来ていただいてこれから二人で宗派を問わず全国に「ビハーラ」を普及させていこうということになったわけです。こういう中で本願寺派（西）が宗派をあげて取り組み始めたのです。

当時、死はタブーにされていた時代でしたが、市民の関心は次第に高くなって、会員は六百人くらいで、毎月の例会には二百人近くの会員が参加しました。この講義録は『死そして生を考える』、『癌体験からの人生観』、『死を看取る心と仏教』、『いのちを支える介護』、『現代人のいのち観』など全五巻・別冊二巻をシリーズで同朋舎出版から順次刊行をしました。

そうこうしている中で、私はこの問題について、もう少し本格的に勉強したいということで、一九九二年に、アメリカのカリフォルニア州立大学へ留学しました。そのときに、アメリカでは、全米の教育界におけるデス・エデュケーション、医療界におけるデス・カウンセリングといったことをリサーチしました。全米各地の大学の著名な先生のところをたずね、情報を得ました。その成果は、法藏館から『仏教とビハーラ運動――死生学入門』という本にして刊行して発表しています。この本は、大変多くの方に読んでいただきました。

当時、アメリカには、すでに仏教のホスピスがいくつかできておりました。サンフランシスコのカミングホームホスピスやマイトリーホスピスです。マイトリーというのは「慈悲」という意味です。カミングホームホスピスというのは、ハーバード大学のラム・ダスという精神医学の先生が主宰して、ビジティングナースたちとやっていた仏教ホスピスでした。

マイトリーホスピスというのは、サンフランシスコの禅センターがやっていたホスピスです。そういった仏教のホスピスが、すでにアメリカにありました。日本では、ようやく長岡西病院にできた時代でした。そのリサーチを終えて、日本へ帰ってまいりました。そして、そういったことを、日本でも広めていきたいと思いました。

ちょうど、そのころ長野県の飯田市にある飯田女子短期大へ報恩講のお話しに行きました。この学校は大谷派関係の短期大学ですが、当時、理事長兼学長は高松信英先生という方でした。その時、彼から「地元の医師会から看護学科をつくってほしいと言われているんだけれども、どうしたらいいか」との相談を受けました。私は、それなら、「設置趣旨はビハーラでいけばいいんじゃないですか」ということを申して協力することを約束しました。

その折、田宮仁さんという方が、佛教大学の社会事業研究所にいるから、彼をこちらに招聘したらいいと、そして、看護師の先生は、名古屋大学医療技術短期大学の看護学科の関係の先生を紹介しました。そして、私も長らく非常勤講師として関わり、田畑正久先生や内田桂太先生にもお願いしました。こうして、日本で初めての仏教系大学のビハーラ看護学科が飯田女子短期大学に誕生しました。それからずいぶん後になってから、淑徳大学や京都光華女子大学などの仏教系の大学が看護学部を作るようになりました。

私の研究室の「死そして生を考える研究会（ビハーラ研究会）」では、いろいろな活動を行い、それは、卒業生によって全国に広まりました。たまたま大谷派の仙台教区（現在は東北教区）に、「真宗福祉会」というのがありました。その中心メンバーは太田祖電さんという方でした。彼は当時、岩手県沢内村（現在は西和賀町）の村長さんで、住職で、社会福祉法人立の老人ホームを経営しておられました。

その会へ講師で行きましたら、たまたまお東のご門徒さんで、内田桂太先生といって岩手県立磐井病院の院長先生が参加しておられました。そこで、いろいろと医療と仏教の関わりを研究するような組織があったらいいのになあ、ということを話し合っておりました。

一方、そのころ偶然、当時、大分の東国東《ひがしくにさき》国保総合病院の院長をしておられた田畑正久先生が、大分で開催される国保病院学会の記念シンポジウムに講師として私をお呼びくださいました。そんなことから、田畑先生にもお近づきをいただきました。それで三人の名前で呼びかけて「ビハーラ医療団」を立ち上げることになったのです。

私の自坊は三重県のいなべ市にあるのですが、その近くに湯の山温泉があります。そこの研修施設に「関心のある人は集まってください」といって、ビハーラ医療団第一回研修会を開催したのです。そのときに駒澤勝先生、志慶眞文雄先生など、二十人ぐらいの医師や看護師たちがお集まりくださいました。それが今のビハーラ医療団の旗揚げです。

先ほどの綱領にもありましたように、単なる一般の学会ではなく、基本は真宗の教えを「自信教人信」の立場で学ぶことを主眼に置いたわけです。

第一回は同朋大学の池田勇諦先生を講師にお迎えしてやっております。その後、第二回は、田畑先生のお世話で大分の東国東病院で宮城顗《しずか》先生を講師にお願いしました。それから次に、東京の築地本願寺でやったときは、元大谷大学教授で鈴木大拙氏のお弟子の坂東性純先生でした。坂東性純先生は、亡くなられる数カ月ぐらい前でした。お電話をしたら「君のその会の趣旨は、僕も非常に興味を持っていて賛同する」と言って、今から思うと無理して最後のお力を振り絞っておいでくださったのだと思います。

その後、名古屋で養老孟司先生、ヤン・バン・ブラフト先生、あるいは京都でやったときは梯實圓先生、あるいは内田桂太先生がお世話くださった新潟の三条の研修会では宗正元先生、田畑先生がお世話くださった福岡では小山一行先生、そのような方々に来ていただいて、最初の十年ぐらいは学習を中心にやっておりました。それから後の第十一回の滋賀県の長浜市での研修会から、それぞれ会員が発表する形を取っていきました。

会員が発表するようになりましてからは、その講義録を順次、自照社出版から刊行しました。数年前には、松田先生のご推薦で、仏教伝道協会の沼田奨励賞をいただきました。

ビハーラとは

このビハーラですが、仏教の教えによって生老病死《しょうろうびょうし》の苦しみを超えていくことであり、仏教の学びそのものです。キリスト教のホスピスに対して、「ビハーラ」と呼んでおります。

高齢化社会の中で、老いの問題、癌患者の多くなる中での病《やまい》や死の問題、私たちには今、不可避の生老病死の課題が突きつけられています。しかし、このことは、すでに千数百年前に仏陀が抱えられた課題です。仏教の歴史は、まさにそれに応えてきた歴史です。

日本人に最もなじみ深い念仏信仰の上に、その展開が可能であると思います。ビハーラとは、臨床での、生死を超える学びそのものです。

ですから、あらためてビハーラというよりも、仏法、仏教そのものなのです。ですから、臨床の場で仏教を学んでいくということです。何も特別なことをすることではありません。臨床聞法活動といってもいいのではないかと思っています。

仏教には、八万四千の法門があります。それぞれの宗派では正依《しょうえ》の経典に基づいて生死を超える道を説いています。したがって、八万四千のビハーラがあります。ただ、その中で、私たちは浄土真宗の教えに基づいて、この学びを深めていきたいということです。

一方、このようなことをする中で、私は名古屋大学の医学部の要請で、医学部の生命倫理審査委員、バイオやゲノムの研究倫理に関する委員、さらに非常勤講師などを務めて医学に関わってきました。そういった中で、医学部の先生によく言われました。まだ若い頃でしたが、「田代君、君がやっていることは面白いね」、「仏教を利用して、癌患者のこころの『癒やし』や『寄り添い』をするというのはいいですよね。面白いですね。頑張ってくださいい」などとよく言われました。エールを送ってくれているんだと思って黙っていたのですが、内心は、その言葉に非常に反発しておりました。仏教を利用したら、仏教ではなくなるというのは、利用するものではありません。仏教ではなくなるのです。『教行信証《きょうぎょうしんしょう》』の「信巻」に『涅槃経《ねはんぎょう》』を引用して「聞不具足《もんふぐそく》」という言葉が出てきます。

論議の為の故に、勝他の為の故に、利養の為の故に、諸有《しょう》の為の故に、持読誦説《じどくじゅせつ》せん。この故に名付けて「聞不具足」とす。（「信巻」所引『涅槃経』）

利養のため、勝他のため、諸有のため。何々のため、何々のためというかたちで仏教を学ぶ限り、それは「聞不具足」、つまり聞いたことになっていませんというのです。あるいは「信不具足」、つまり信が具わっていませんということです。ですから、仏教とは、自らが主体的に取り組んで学ぶべきものであり、何かのために利用するものではないのです。

仏教を利用して、患者のこころを安らげるとか、患者のこころに寄り添うという話ではないわけです。患者と一緒に苦を超えていく道を学んでいくものなのです。ですから、そこを間違えますと、仏教ではなくなってしまいます。仏教の名前を使った単なるボランティア活動になっていくような気がします。

生死《しょうじ》を超える救いとは、主体的に仏教を学ぶこと以外にはないと思っています。今日、さまざまな「ビハーラ」という名前を付けた活動や施設がたくさんありますが、そのことを押さえておかなければならないと思います。

アメリカへ留学しているときにリサーチしたのですが、アメリカの病院は、どこの病院にもチャペルがあるのです。そして、チャプレンがいます。しかし、そのチャプレンは、全米医療従事宗教者協会という組織に所属しています。チャプレンは明確な信仰を持っております。日本で言えば、これのモデルになる一例が刑務所の教誨師だと思います。

日本では、病院へ宗教を持ち込むと嫌がられるわけですが、患者が望むのであれば、そして、院長さんが理解してくれるところだったら、それはかまわないと思います。もちろん、病院で布教伝道してはいけません。しかし、個々の患者が聖職者に救いを求めるならば、それを拒否できないでしょう。たとえば、田畑先生が東国東国保総合病院の院長をしていらっしゃるときに、私は袈裟《けさ》・衣《ころも》を着けて病院に行っています。日本テレビがドキュメント番組を作ったりしましたが……。あるいは、岐阜県郡上《ぐじょう》市八幡町に八幡病院がありまして、坂本先生という方が院長でしたが、袈裟・衣を着けて、あるいは門徒さんが門徒式章を着けて病院へ行って、いろいろと活動をしていたわけです。まさに病院で聞法会をやっているわけです。

ですから、こちらで自主規制をかけて宗教色を出さないようにとか、宗教の言葉を使わないとか、念仏をやらないとかとやってしまうと、似て非なるものになっていってしまうのではないかと思います。医療界に信用を得れば、それが可能だと思います。幕末から明治にかけて、刑務所の教誨師の制度を日本に定着させるときに、鵜飼啓譚さんや箕輪対岳さんたちが非常に努力されました。今でも刑務所では、お東やお西のお仏壇を置いて、そこで教誨活動をやっているわけです。まさに、公的な場で念仏を称えてやっていらっしゃるわけです。

私はボーイスカウトを長くやっておりましたが、ボーイスカウトもインターナショナルな運動ですが、それぞれが明確な信仰を持つことが奨励されています。世界ジャンボリーのときでも日曜日には全参加者が、それぞれの宗派の礼拝場に行くというようになっていますから……。

日本の場合、宗教については、こちらが自主規制して宗教色を持ち込むと駄目なのではないかと思ってしまうわけです。そうではなく悩む人のために仏教があるのですから、悩む人が求めるのであれば、それは提供すべきではないかと思うわけです。それも中途半端にやってしまうと、似て非なるものになってしまうのではないかと思います。そういったことを自分なりに問いながら、運動に関わっているわけです。

生死を超える思想的原理

仏教の生死を超える思想的原理、「生死いづべき道」についてお話しします。先ほど、アメリカのカミングホームホスピスの話をしました。私が、そこへリサーチに行ったとき、そこはエイズの患者さんが大半でした。癌の患者さんもいらっしゃいました。病院内にはピアノも置いてあって、料理もできるようにしてあり、家庭的な雰囲気になっていました。そこでは英訳した仏教経典を、エイズや癌の患者さんたちに読み聞かせていました。後にＮＨＫなどが『チベットの死者の書』という番組を作り、そのカミングホームホスピスを紹介しました。そこではチベット仏典の『バウド・トドル』、つまり、『チベットの死者の書』の他、『涅槃経』などもテキストにしていました。そして、龍樹《りゅうじゅ》の『中論』とか、中観《ちゅうがん》思想といったものを基本にしておりました。ですから、中道・縁起です。「とらわれ」やものさしを離れる。モノ化・所有化を離れる。浄土真宗で言えば、

悉能摧破有無見《しつのうざいはうむけん》（悉く能《よ》く有無の見を摧破せん）

（『正信偈』）

ですね。有無を離れるということです。

解脱《げだつ》の光輪際《こうりんきわ》もなし
光触《こうそく》かぶるものはみな
有無をはなるとのべたまふ
平等覚《びょうどうかく》に帰命《きみょう》せよ

（『浄土和讃』）

これが、解脱、つまり、苦からの解放です。言ってみれば基本です。それは、別の言葉で言えば、無生無死《むしょうむし》、不生不滅《ふしょうふめつ》を覚るということです。

「無生」について、曇鸞大師《どんらんだいし》の『浄土論註』では「虚妄無生《こもうむしょう》」とか「因縁無生《いんねんむしょう》」といった立場で説明しています。「虚妄無生」とは、本来ないものを勝手に有ると思うことです。その例えに「生死は亀毛《きもう》のごとし」と説かれています。本来、亀には毛は生えませんが、

おめでたいときに用いる掛け軸を見ると、亀には毛がたくさん描いてあるわけです。しかし、あれは毛ではありません。亀は長寿のシンボルですから、長寿の亀は甲羅に藻が付いて毛のように見えているわけです。ですから、「生死は亀毛のごとし」とは本来ないものを勝手に有るように思っていることです。いのちも同じです。

次に、「因縁無生」、これは縁起です。われわれは実体的に確固たる存在として、実在すると思っているけれども、実体的には何もないのです。ご縁がなかったら存在しないのです。関係性で存在しているだけです。私がここにいるのも因縁によるものです。

本来ないものを、実体的にあるように思うと「有」のとらわれです。何もないと思う虚無主義が「無」のとらわれです。有無のとらわれが煩悩です。それに苦しむのです。いのちを長短で測るのも「有無のとらわれ」です。「有無のとらわれ」を離れることが、無生無死の自覚ということです。

『観無量寿経』で言えば、韋提希《いだいけ》夫人《ぶにん》の覚りは何かと言えば、「無生忍《むしょうにん》」です。その無生忍について、親鸞聖人は、このような左訓《さくん》を付けております。左訓というのは、言葉の左側に付いている親鸞聖人自身が付けた注釈です。

『浄土和讃』の「無生忍」という言葉に、

ふたいのくらゐとまうすなり。かならずほとけとなるべきみとなるなり。

（『浄土和讃』）

という左訓が付いております。

ですから、無生忍とは単に「覚り」と訳すのではなく、親鸞聖人の理解は、「現生正定聚《げんしょうしょうじょうじゅ》」、あるいは「平生業成《へいぜいごうじょう》」ということです。つまり、死後ではない。死後の世界を実体的に見るのではなく、現生《げんしょう》に、まさしく仏《ぶつ》になることが定まった聚《あつま》りにつくということです。生きているときに生死を超えていくということです。善導大師《ぜんどうだいし》の『観念法門《かんねんぼうもん》』には、浄土を「無生の宝国」と言っています。

また、蓮如上人のお言葉には、

極楽の生は無生の生というなり。

（『御一代記聞書』）

というお言葉があります。

そういう無生という世界、生もない、死もない、一切の私の善し悪し、とらわれを離れるわけです。これは二者択一でなく、両者のとらわれを離れる。これを「非」というわけです。

『歎異抄』に

念仏は行者《ぎょうじゃ》のために非行《ひぎょう》・非善《ひぜん》なり。

（『歎異抄』八条）

という言葉があります。

「非」の立場

「非」について面白い話をしましょう。私は、大学院時代に、京都の法藏館という仏教書出版社の編集の仕事をしておりました。ある時、東京の神田神保町のあたりの古本屋をめぐっていました。そこで、高光一也先生の画文集を見つけました。文は先生の『歎異抄』の味わいでした。高光一也先生というのは、金沢美術工芸大学の油絵の先生でした。その方は、「加賀の三羽烏」のお一人である高光大船さんの息子さんで金沢の大谷派の寺院の住職でもありました。息子さんと言っても、当時、七十歳に近かったです。先生の絵と文章が書いてあるのですが、絵もさることながら、その文章が感性豊かで、とても素晴らしいのです。その本はすでに絶版になっていました。それで、その版元の出版社に連絡して「この文章のところだけ、改版して刊行したいのですが、許可していただけないですか」と言ったら「いいです。もうこの本は出さないから」と言われました。それで高光先生に「その文章の部分を本にして出したい」と言ってお願いしたら、「ああ、いいよ、いいよ」と言われるのです。それからしばらくして、原稿の整理ができたので高光一也先生にお見せしました。

「先生、タイトルをどうしましょうか」と言ったら、「『これでよかった』というタイトルがいい」と言われるのです。「これでよかった」と言っても、何の本かわかりません。ですから「先生、これでは、ちょっと本のタイトルにならないんですが」と恐る恐る言うと、「うん、これでよかった」と一人、悦に入っているわけですね。こちらとしてはとにかく売れる本を作らないといけないわけです。仕方がないので、「じゃあ、先生、サブタイトルを付けさせてください」と言って、「私の歎異抄ノートより」というサブタイトルを付けさせてもらって、その本はようやく出版できたわけです。

その本の中で高光先生は「決めるな、決めるな」と言っているのです。意味がわかりますか？　われわれは決めているわけですね、善し悪しを。それを「決めるな、決めるな」

と。「決めるな」ということは、「善悪のふたつ総じてもって存知せざるなり」(『歎異抄』)ということです。決めないから「これでよかった」と言えるのです。

まさに加賀の人らしくて、そういう受け止め方を見事に短い言葉でおっしゃっているわけです。要するに、二者択一、あるいは両極を取るのではなく、そのとらわれを離れる。非の立場、非行・非善の「非」です。そのとらわれを離れる世界が、「あるがまま」「そのまま」という世界なのです。

ですから、浄土真宗の救いは、何か立派な人になって救われるのではないのです。そのままなのです。ただし、こちらでひっくり返っているんですよ。状況はそのままですが、こちらの価値観がひっくり返っているということです。こちらの転換です。

そういう話をしますと、つまり、「あるがまま」について、「ああ、そうか。自然体で、このままで何をしてもいいんやな」とおっしゃる人がいますが、それは「あるがまま」ではなくて、「わがまま」なのです。「わがまま」は、「我《が》」の世界なのです。それに対して、「あるがまま」というのは「無我《むが》」の世界です。

自然の法に従って満足す

親鸞聖人のお立場でいえば、これは自然《じねん》です。親鸞聖人の自然法爾《じねんほうに》です。

自然というは、自はおのずからという。行者のはからいにあらず、しからしむということばなり。然というはしからしむということば、行者のはからいにあらず、如来のちかいにてあるがゆえに。法爾というは、この如来のおんちかいなるがゆえに、しからしむるを法爾という。（中略）行者のよからんともあしからんともおもはぬを、自然とはもうすぞときききて候う。（『末燈鈔』）

こちらの我執《がしゅう》が砕かれて、価値観がひっくり返ることによって、「よからんともあしからんともおもはぬ」自然なのです。

それを清澤満之先生のお言葉で言いますと、

生死は固《もと》より是れ自然（の）法。我が精神は快くこの自然《じねん》の法に従ひて、満足すると云う決着に至るのである。（『精神界』）

と、「真正の独立」（『精神界』）の中に記しています。「我が精神は快くこの自然の法に従

ひて、満足すると云う決着に至る」と。そして、
絶対無限の妙用《みょうゆう》に乗託《じょうたく》して任運《にんうん》に法爾《ほうに》にこの境遇に落在《らくざい》せり。(『絶対他力の大道』)
つまり、「絶対無限の妙用に乗托して任運に法爾に」、これは運に任すという意味ではありません。はからいを離れて、他力に乗託して、自然法爾に、「この境遇に落在せり」ということです。「落在」という言葉を使っています。落ちていくのだけれども、そのまま受け止められて助かっているのです。
「散るときが　浮かぶときなり　蓮の花」という詠《うた》があります。散っていく、つまり、自力《じりき》の手が離れていくのだけれども、そっくりそのまま受け止められて救われているという意味です。
私はこの如来の威神力《いじんりき》に寄託《きたく》して大安楽と大平穏をうることである。私は私の死生の一大事をこの如来に寄託して何の不安も不平を感ずることがない。(『わが信念』)
四十一歳で、いのちを終えていく清澤満之が、『わが信念』の最後で、このようにおっしゃっているのです。

自体に満足す

名古屋でビハーラ研究会をやっているときに、当時のご輪番から東別院の開創四百年の記念事業についてご相談を受けましたので、先ほど申しました「死そして生を考える研究会（ビハーラ研究会）」の実践部門として、別院の会館に「老いと病のための心の相談室」を創設しました。ボランティアに、半年ぐらい仏教の教えとカウンセリングの講座を受けていただきました。そして、老人病院や老人ホームなどへ行って、一対一で傾聴活動をして、その後に、一緒に法話を聞くという活動をやっていました。今も名古屋別院の事業として続いています。

私もときどき一緒に行っていたのですが、あるとき、入所しておられるおばあちゃんが車椅子に座って、窓辺で外を眺めていらっしゃいました。「おばあちゃん、何をしているんですか」と聞くと、そのおばあちゃんが「お昼ご飯を待っています」と。お昼ご飯が済んでも、また車椅子に座って窓辺で外を眺めていらっしゃるわけです。「おばあちゃん、何をしているんですか」「おやつの時間を待っています」。それが済んだら「夕ご飯を待っています」、「お風呂の順番を待っています」、「夜が明けるのを待っています」と。最後は「亡くなる順番を待つ日々です」と。そして、口から出てくる言葉は、「こんなはずではなかった」、「こんなはずではなかった」ということです。

では、どこで「これでよかった」と言えるのか。われわれは、対象を善し悪しの物差しで測って少しでもいい方に、いい方にと思うのです。しかし、現実は思い通りになりません。それで、当てが外れて「こんなはずではなかった」、「こんなはずではなかった」と言うのです。「本当は家の中心にいるはずだったのに……」、「本当はもっと健康でいるはずだったのに……」、「こんなはずではなかった」と。では、どこで「これでよかった」と言えるのか。

それには、我執がくだかれるような出遇い、価値観がひっくり返るような出遇いがないと「これでよかった」とは思えないのです。それを親鸞聖人は、

本願力《ほんがんりき》に遇いぬれば
空《むな》しくすぐる人ぞなき
功徳《くどく》の宝海みちみちて

煩悩の濁水《じょくしい》へだてなし　　　　　　　　　　（『浄土和讃』）

とおっしゃっています。これは『浄土和讃』ですが、天親菩薩《てんじんぼさつ》の『浄土論』の

観仏本願力　遇無空過者　能令速満足　功徳大宝海　　　　（『浄土論』）

（仏《ぶつ》の本願力を観《み》そなわすに遇《もうあ》うて空しく過ぐる者なし、能く速やかに功徳の大宝海を満足せしむ）

に拠ってこの和讃を作っておられます。

誕生も思いを超えたもの。私たちは思いがけず生まれてきました。死も思いを超えたもの。思いがけず死んでいきます。日々の営みも思いを超えたもの。生まれて今日まで毎日思いがけないことばかりです。思いを超えた大いなる願いの中、つまり、本願のはたらきの中に生かされていたのです。『西遊記』の孫悟空ではありませんが、仏さまの大きな御《み》手《て》の中にいたと気が付いたら、長短も、善し悪しもどうでもいいのです。いのちは長くてもよし、短くてもよし。絶対満足ですね。

それを『浄土論註』では「自体に満足す」と解釈しています。「自体に満足す」というのは、モノサシで測って、満足・不満を言うという話ではありません。最近、よく満足度

調査などということを、いろいろな所でやっているのですが。そういう比較のモノサシではなく、「自体に満足す」と。満足は主体で実感するものです。

だって、そうでしょう？　戦後の物のない、私の幼い頃でも満足しているという人もいたわけです。物が豊かになっても満足していない人もいるわけです。ですから、そういう相対的な話ではなく「自体に満足す」。それを親鸞聖人は『尊号真像銘文《そんごうしんぞうめいもん》』で「この身に満足す」とおっしゃっているのです。

相田みつをの詩に「しあわせ、ふしあわせは自分が決めるもの」という文がありますが、それに近いと言えば近いですね。「この身に満足す」と。つまり、絶対満足です。そのとらわれを離れたときに、身の上にすべてがいただけるのです。

状況を変えるのではなく、自身の価値観が転ぜられることによる救いです。癌が治ることが救いではない。死なない体になることが救いではないのです。われわれは、すぐにそう思いますが、癌は癌のままで、死にゆく身のままで助かっていくのです。「これでよかった」と。

ですから、長いいのちであろうと短いいのちであろうと関係ないのです。あるいは、癌であろうとなかろうと関係ないのです。一切のとらわれを離れ、あるがままを受け入れ、「これでよかった」という納得です。

そのことをよく示しているケースを紹介します。最初は大谷大学で英語の先生をしておられて、その後、岡山大学の英文学の教授をされていた阿部幸子さんという方のケースです。六十歳で、癌で亡くなられて手記を残しておられます。その手記の中に、

「癌を生きる日々を通じて死は段々親しみ深いものに変えられて行く。もう時間が来たよと死に手を取られても、君はずっと私の友達だったねと笑みが返せそうである。死をみつめて延命を生きる日々を与えられたために私には生の本当の意味が分かったように思われるのだ。すべての難問に自ずと解決が与えられたような心境の日々になれた。」

「癌になる前は自分の力で生きているのだと自信過剰な私であった。人生の困難に直面しても脱出路を見いだすことも出来たし、様々な状況に対応する能力もあると思っていた。癌に直面した私は、それまでただひたすらおのれの信じる道を歩き続けてきたが、立ち止まらざるを得なかった。まず、第一に浮かんだ疑問はこれまでの人生を

本当に自分だけの力で生きてきたかどうかということであった。他力によって生かされてきたのだと。なぜ今までこんな単純な真理に目を閉じていたんだろうか。気付くのが遅過ぎたと思うと同時に、気付かぬまま死ぬより良かった。やっとの思いで終バスに乗車出来たのである。」

（『いのちを見つめる――進行の癌の患者として――』探究社刊）

とらわれを離れることによって、つまり、「本願力に遇いぬれば空しくすぐる人ぞなき」、癌という事実を直視したとき、我執が砕かれ、とらわれを離れることができたのです。そして、虚妄を離れ、六十年の人生を、「いただいたもの」として、受け入れられるようになったのです。

次は、作家の水上勉さんです。水上勉さんというと、福井県の若狭の出身で、はじめは禅寺の小僧さんで、それから、作家になられた方です。禅のお坊さんでしたから、禅の作品も多いです。だから、禅で救われたと思われるかもしれません。しかし、最後は、親鸞の『歎異抄』です。これは『朝日新聞』のインタビュー記事です。

「何もかも仏にまかせる『他力』を意識し始めたのは、八九年の『才市』を書いたころからだ」

「南無阿弥陀仏と預けた方が楽なような気がする。自力と他力を比べて見たわけではありません。無とか空とかいうけれど、自力ではわかりませんでした。いまは、他人（これは「他人」ではなくて「他力」ですね）に生命を預けるところから始まる気がします」

「他力本願を説いた『歎異抄』や注釈書を読み返すのが楽しみな日々だ。自然《じねん》にまかせて、共生に至る思想があるという」

「アメリカのブッシュ大統領は善悪二元論を訴えるが、善を続けても世の中には悪になることもある。大乗の船に乗れば、悪も善も空《くう》になると、幼いころに教わった。『歎異抄』を何度も読んでいると、その理屈がひしひしとわかるようになり、親鸞の思想に寄り添うというか、仲間に入れてくださいという気がします」

（『朝日新聞』夕刊二〇〇二・七・四）

これは、『歎異抄』の「念仏には無義《むぎ》をもって義とす」や、「念仏は行者のために非行・非善なり」、「善悪の二つ総じてもって存知せざるなり」などの言葉を指すのだと思います。水上さんは、最後は長野県北御牧村の山荘に娘さんと一緒におられました。私は、大学院生のころ、出版社の仕事をしていましたから、原稿を受け取りに行ったことがあります。そのとき、才市に関心を持っておられました。その後、一九八九年に『才市』という書を講談社から出しています。水上さんは、禅の人だろうと思っていたのですが、やはり、浅原才市さんに出遇って、そして、『歎異抄』で救われていったのではないかということを実感いたしました。最後はこうして、善悪のとらわれを離れて、念仏による摂取不捨の他力に救われていかれたのです。こういったケースは拙著『ビハーラ往生のすすめ――悲しみからのメッセージ――』（法藏館、二〇〇五）に、たくさんご紹介しています。

ですから、私たちの、このビハーラ医療団は、まさに仏教に出遇うことによって、われわれ自身が生死を超えていく学びを目指すものです。その学びや聞法を臨床の場で、苦しみを共有しながら、やっていこうとするものです。これからも、こういったことを展開していきたいと思っています。

終末期患者が救われると感じる時

山本成樹

私は現在、三菱京都病院をはじめ、市立ひらかた病院などでビハーラ僧として勤務しております。

写真は三菱京都病院緩和ケア病棟で、医師や看護師さんと訪室する患者さんについて、事前に情報を共有しているところです。このように多職種カンファレンスを実施しております。

こういった医療現場において、「救われる」という場合、多くは病気やケガから一命を取り留める、あるいは「病気が治る」「病状の進行が抑えられる」「症状緩和」された時な

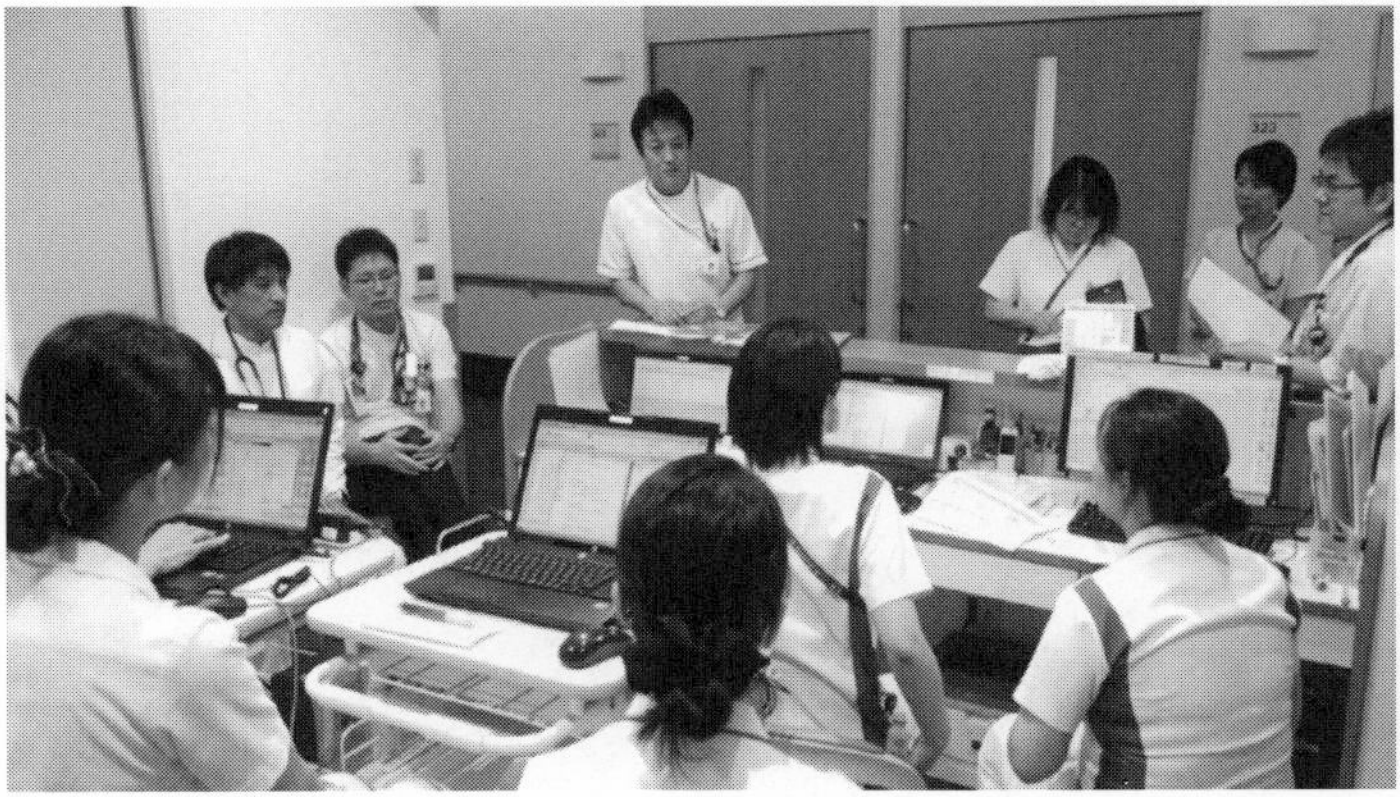

ど、主に身体的症状の苦痛から解放された時に聞かれるかと思います。しかし、完治することや治療自体断念せざるを得ない緩和ケア病棟に入院される患者さんから「救われた」という言葉を耳にすることがあります。それは、身体的症状の軽減だけではありません。むしろ身体的症状を超えた精神的スピリチュアル的な側面からの解放が強く感じられます。余命幾ばくもない患者さんが「救われる」とは一体どういうことなのか。ご参加くださった皆さんと一緒に考えたいと思います。

「救われる」と「助かる」

そこで「救われる」という言葉ですが、居場所がある（このままでいい、奪われない、許される）、解放、そのまま任せる世界、空しくない、孤独でない、無条件、安心できる……などいくつかイメージがあります。

また「救われる」という言葉と類似して「助かる」という言葉があります。救われるという言葉に対し、一般的といいますか、よく言葉にされるのは、「助かる」「助かった」という言葉のほうが多いように思います。ただこの二つの言葉、同じような意味合いがありますが、「助かる」という言葉は、一時的であり、部分的であり、浅い、軽いという印象があります。それに対して「救われる」「救われた」という言葉は、存在全てにかかる言葉であり、深い言葉であるように思います。

今回「終末期患者が救われると感じる時」という題目でお話しさせていただきます。

「残念ながら喜べません」

まず第一例目の事例をご紹介させて頂きたいと思います。

四〇代女性Aさんとの関わりですが、担当医から「仏教の話を聞かせて欲しいという〇〇〇号室の患者さんがおられます。今から紹介します」と言われました。訪室前は熱心な仏教徒の方だと思っていました。すると幼稚園から短期大学までキリスト教系の一貫教育を受けておいでの方でした。お話を伺うと「私は長年、キリスト教系の教育を受けていましたが、私の受け止め方が悪いのだと思いますが、今を生きる教えというより、亡くなってからの教えのように受け止めています。そこで仏教はどうなのかなぁと思いました」と言われました。その方に私なりに何回かお釈迦様や親鸞聖人のお話をさせていただきました。ある時Aさんが「本当は有難いお話なのに、残念ながら喜べません」とおっしゃられました。その言葉を聞いた時、「残念ながら喜べません」という言葉と、『歎異抄』第九条のお言葉と重なって聞こえました。

よくよく案じみれば、天にをどり地にをどるほどによろこぶべきことを、よろこばぬにて、いよいよ往生は一定《いちじょう》とおもひたまふなり。よろこぶべきこころをおさへて、よろこばざるは煩悩《ぼんのう》の所為《しょい》なり。しかるに仏《ぶつ》かねてしろしめて、煩悩具足《ぼんのうぐそく》の凡夫《ぼんぶ》と仰せられたることなれば、他力の悲願はかくのごとし、われらがためなりけりとしられて、いよいよたのもしくおぼゆるなり。

自身の悲しむべき凡夫性に気づいているということ自体が、仏さまの本願の大悲に包まれていることだと改めて気づかせていただきました。続いて浅原才市同行の言葉も紹介しました。

「聞いて救われる教えじゃない　救われておったことを聞かせてもらう」

するとその患者さんは、「このまま死んで往けるんですね……。もうもがかなくていい……」と安堵された表情と笑顔を見せられました。救われるとは、任せられる世界があることだとAさんから教えられました。

いのちを支える三本柱

次の事例です。訪室当初は入院に至った経緯など話されていました。少しして約五〇年間、夫からの暴力や暴言、借金、異性関係で悩まされた人生を話してくださいました。

「山本さん、私の髪薄いでしょ？　これは抗がん治療での副作用ではなく、その前からずっと続いていた夫からの暴力で抜けたんです。一番辛かったのは、孫の前で鷲掴みにされ、引きずられたりもしましたねぇ。何度か別れ話を持ちかけたこともありました。でも、その都度暴力が激しくなるばかりで……。子供と一緒に死のうかと何度か思ったこともありましたが死ねませんでした。

車の運転をしている夫でした。ある時、『ご主人が事故を起こされました。命には別条ないですが』と警察から交通事故に遭ったという連絡をもらったこともあり、心の中では『なんで助かったのぉ』とがっかりしたこともありました。

でもね、暴力しか知らない夫が、暴言吐くことしか知らない夫が、私がこの病気になってから優しくしてくれるんですよ。私がはいてる紙おむつを換えてくれるんです。夫の顔を見ていると、目にいっぱい涙を溜めて換えてくれるんです。でもこうして、やっと優しくしてくれる夫とも別れなければならないです」

人生を支える3本の柱

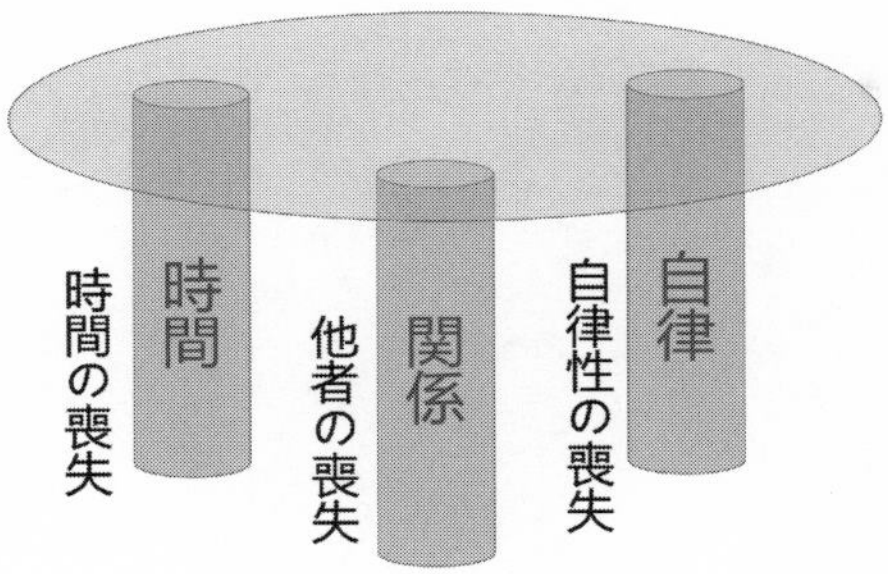

そうおっしゃっていました。

今、ここに三本柱の図を示しました。村田久行先生が提唱されています村田理論というのでは、一つが時間性によって支えられていること。二つ目が関係性によって支えられていること。三つ目が自分で選ぶことができる自由などです。この三本柱によって人は支えられて生きていくことができると言われています。スライドの絵では、上の天板はいのちとご理解ください。しかし、今紹介させていただいている方はどうでしょう。生きていける時間があまりない状態。三本の柱の一本、時間の柱が短くなっている状態です。三本のうち一本でも短くなると、スライドの絵を見ていただければお分かりいただけるかと思いますが、上の天板は傾きます。しかし、今まで細かった関係性の柱が、夫の優しさの再構築によって太い柱となって、傾かず支えられた状態です。そんな中、その患者さんは「せっかく優しく接してくれる夫とも別れなければならない」と涙されていました。

　しかし、この三本の柱、時間存在、関係存在、自律存在という三本柱をこうとも理解できるのではないでしょうか。将来という時間がなくても、浄土真宗の教義的に往生浄土という救いがあるのです。そして二本目の柱で、この

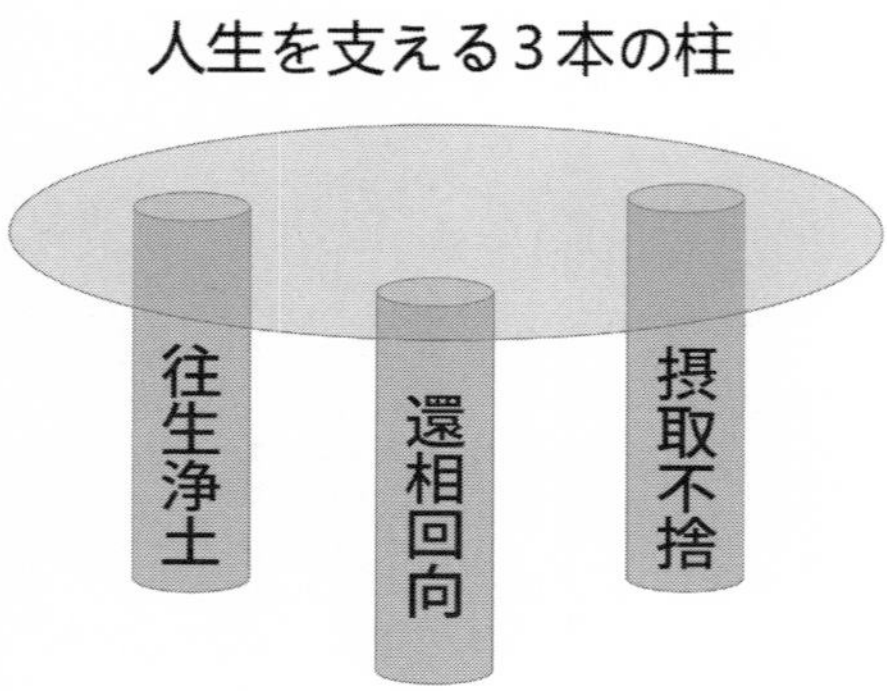

世界での関係性が途絶えても、他者との喪失があろうとも還相《げんそう》の菩薩として用《はたら》く菩薩として関わり続けられるんです。決して途切れることのない関係性があります。そして三本目の柱も同様に自律性を失い、何も自分でできなくなったいのちであろうとも、仏さまにとっては、大切な私なんです。

摂取不捨《せっしゅふしゃ》という用《はたら》きがあるんです。時間存在に対しては、往生浄土としての未来があり、関係存在に対しては還相回向の菩薩として関わり続けます。そして何も自分でできなくなったいのちであっても摂取不捨というお用きに救われているいのちであるんですね。

『帰る約束』は、仏さまの『還す約束』

次に三人目の事例をご紹介いたします。

この方は、五〇代女性の方で同じ浄土真宗の教えに出遇っておいでの方です。

ある日、この方のお部屋で二〇一六年一二月二八日の朝日新聞に『帰る約束』と題した高校三年の女子学生のエッセイを紹介しました。

中学三年生の頃、幼馴染が事故に遭いました。状態が悪く、願いが届くことはなかったそうです。その頃から、この学生さんのお母さんは、出がけに「行ってきます」「いってらっしゃい」のやりとりに執着するようになり、娘の声が聞えないまま出かけた時には叱ったそうです。ある時、娘さんから、「あの子が亡くなって以来、どうして必ず『行ってきます』と言わせるようになったの?」とお母さんに理由を尋ねると、「いってきます」は「行って(帰って)来ます」、「いってらっしゃい」は、「行って(帰って)来てください」という約束だから、というのです。「いってらっしゃい」は、親から子への「絶対に帰って来なさい」という切実で強い願いが込められていること、そして、「帰宅できる」ということは「当たり前」ではないと気づいたそうです。もし帰宅できなかった時、悔やむのは残された側ですが、最後の会話が顔を合わせたものならば、後悔もすこし違ったものになるかもしれません。

そんな内容のエッセイでした。

三菱京都病院では、週二回勤務していますが、以前は週一回の勤務だけでした。その一回に勤務できないと二週間会わないことになります。

ある時、私が研修の為、どうしても出勤できないことがありました。

私が、「来週から一週間、研修でこちらに伺えないので、次回お会いできるのは再来週の金曜日になってしまいます」と申しました。そのCさんは、先の話とひっかけて「そうですか。行ってらっしゃい」とおっしゃってくださいました。私も「はい、行って来ますね」そう言って、部屋を出ようと病室のドアノブに触れた時、後ろからCさんの声が聞こえてきました。

「山本さん……、私もひょっとしたら、いってきますね……」

ハッとして部屋で休まれているCさんのお顔をみると、変わらず優しい穏やかな表情でおられます。

「ひょっとしたら」という言葉にハッとしたのですが、Cさんの穏やかな表情から、すぐに理解できました。それは、「私も、ひょっとしたら、いってきますね……」は「行ってきますね」ではなく、「逝ってきますね」でもなく、「往って来ますね」でした。それは、「お浄土に往って、還って来ますね」という意味だったのです。

ふたりして「南無阿弥陀仏」と称名《しょうみょう》させていただいたことでした。

翌々週、研修が終わり、出勤してCさんのお部屋を訪問しました。すると、Cさんのお姿はなく、新しい患者さんのお名前にかわっていました。

Cさんは往かれたのでした。還る約束をして。Cさんのいのちだけでなく、この自分のいのちも、同じ諸行無常《しょぎょうむじょう》の理《ことわり》のいのちであることに改めて気づかされました。厳しい諸行無常という理の中に身を置きながら、最後に交わした、あの「山本さん……、私もひょっとしたら、往って来ますね」のお言葉と、ふたりの口から出てきてくださった称名に、生きて拠りどころ、死して還っていける世界の確かさに身を任せられることの有難さを感じずにおれないことでした。

浄土真宗を案ずるに、二種の回向あり。一つには往相、二つには還相なり。

浄土真宗のご法義を示されたご文です。お浄土へ往生し成仏すること（往相）も、そのさとりの必然として、迷いの世界に還り来て救済の活動をすること（還相）も、すべて阿弥陀如来の回向によるものであることが示されています。

阿弥陀如来の回向は、南無阿弥陀仏という名号《みょうごう》となって私たちの上に届いています。そして、私たちに往相と還相という広大な利益《りやく》を恵もうと用《はたら》かれていることを味わわせていただくばかりです。

患者さんが僧侶と同じ宗派で、患者さんがそれを望まれる場合には、念仏申し上げるなどの宗教的行為をともにすることがあります。「そうしてください」と言葉で依頼されるというより、むしろ、ごく自然に、称名（南無阿弥陀仏）がふたりの口からこぼれたということでしょう。

臨床の場で、信者獲得を目的とした布教・伝道や勧誘をすることはありません。宗教的行為を勧めることもありません。しかし、患者さんが望まれる時、僧侶は仏教の話をしたり、教えを伝えたりすることはできます。三菱京都病院では、患者さんに望まれて浄土真宗の教えを伝えても、それによって入信された方はひとりもいません。僧侶の話を聴いて、患者さんの考え方や視点が少し変わって、苦悩が和らいだり、安心されたり、一緒にいて心地良いと思っていただければ、それで良いのです。

「この病気が自力無功と気づかせてくれました」

次の事例は七〇代男性Dさんです。浄土真宗の教えに深く出遇っておいでのお方でした。Dさんは、体調に異変を感じ病院に受診したら既にステージⅣとのこと。

「山本さん、末期になって、やっと腹が座りましたわ。ジタバタしても仕方ないって思いました。もういくらもがいても終わりや。自分でコントロールできない。操作不能と思えた時にとても気持ちが楽になりました。この病気が自力無功《じりきむこう》と教えてくれました。本当に尊いご縁でした。今まで何を聴聞《ちょうもん》させてもらってきたのか……。この病気が任せるということに気づかせてくれました」

と柔らかい笑顔で話されていました。健康であることは有難いことではありますが、なかなか任せるという世界を見えにくくしているのかもしれません。

だいぶ昔に書籍を通して宮城顗先生から教わったことです。宮城先生のお寺に九〇歳になられる曽我量深先生がご講師にこられた。そこに大河内了悟先生が挨拶に来られたそうです。曽我先生が開口一番に「今、いくつになりましたか?」と聞かれ「もう七〇歳になりました」「はぁ、七〇歳になられましたか。前途洋々ですね」とおっしゃったそうです。九〇歳の曽我先生からすれば、七〇歳の大河内先生は、二〇歳若いわけですから、前途洋々に感じられたのではなく、やっと今まで何でも自分でやってきたと思っていたかもしれないが、これから様々ないのちに支えられ生かされてきたことに気づきを賜る年齢になってきたという意味での前途洋々だったんですね。ただ年齢を重ねるだけではなく、そこには仏法を聴聞する生活があるからこそ、前途洋々の世界が開かれるのだという宮城先生のお話を思い出します。

また別の有難い生活をされていた患者さんがいました。その方は、六〇代前半の方だったと記憶しています。入院中は、ご家族やご友人の方とよく電話を使ってお話しされていました。しかし病状が進むにつれ、傾眠で過ごされることが多くなってきておられました。電話にも出られなくなってきました。

コロナ禍前に入院されていた患者さんでしたので、ご家族の面会もありました。傾眠で過ごされるご本人の携帯電話に着信がありました。

面会に来られていた奥さんが携帯を開くと、待ち受け画面にお内仏の写真があったのです。家では毎日お内仏に手を合わす生活をされていたそうです。病状が進むにつれ、お仏壇のあるお部屋までの移動が困難になってこられたそうです。その患者さんは、いつでも手を合わせられるようにと、お内仏の写真を撮っておいでだったんです。

何枚撮ってもうまく撮れず、少しピントがズレた写真を待ち受け画面にされ、ベッドで横になりながら手を合わせておいでだったんです。昔、私の母に「手を合わせたら、幸せになれますか？」と訊かれる方がいました。それに対して、「手を合わせたら幸せになれますか？ではなく、手を合わせずにおれない世界に出遇わせていただいたことが幸せなんでしょう」と言った母の言葉を思い出します。

生きて拠りどころ、死して帰する世界があることが救いなのではないでしょうか。病前のような健康は取り戻せなくても、身体的に動けなくなろうが、そのままの自分を肯定してくれる世界に出遇って、いのち任せていける世界に包まれていることが救われる世界なんです。

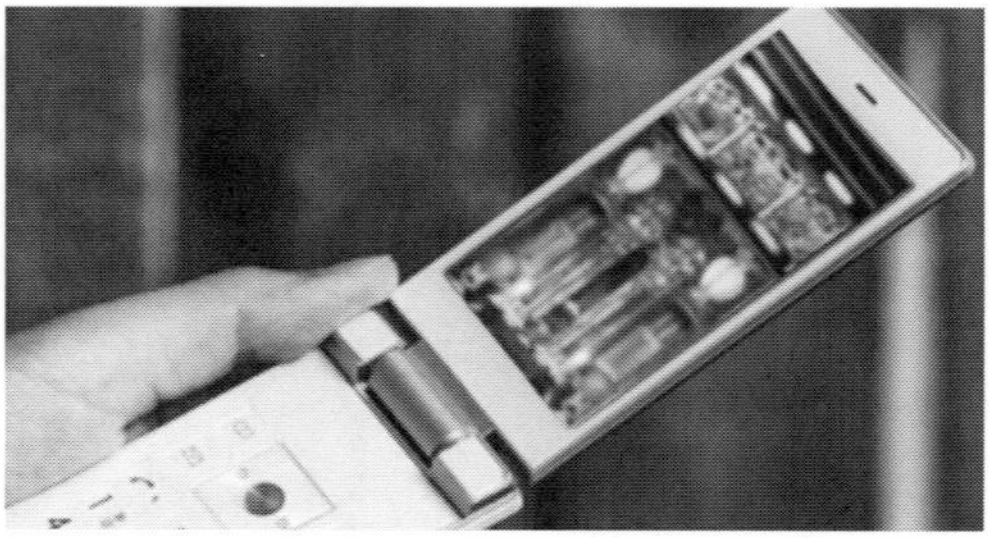

常日頃の聴聞が、その時その時の苦難に意味を見出していく

その苦難、苦境に出会ったからこそより一層の気づきを賜る阿弥陀さまの大きなお用き《はたら》に委ねられる、任せられる、居場所がある、安心といった世界がある。聴聞を重ねるとい

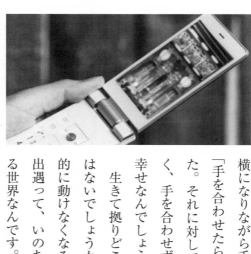

うことは、自力の皮が一枚一枚はがれていくことではないでしょうか。

あるお寺の掲示板に「病気と分かれば医療の現場へ　無常と気づけば聞法の現場へ」とありました。まさしくそうで、他の誰かが救われる話ではなく、他ならぬこの私自身が救われる道を聞かせていただくばかりです。

大悲に生かされて
――病院をお寺にという父の言葉――

徳永道隆

ビハーラ活動を始める

広島で浄土真宗のお寺の住職であり、「臨床宗教家」という肩書を、病院との話し合いで作って、病院に非常勤で勤務している者です。本日は、「大悲に生かされて」というテーマでお話しさせていただきたいと思います。

まず、私が現在の活動に至った経緯を申します。寺の長男として生まれて、十七歳の時に僧侶になりました。その後、ちょうど三十歳の時に、「真宗カウンセリング」を提唱、ご研究されていた西光義敞先生にお会いする縁があり、「聴く」ということと真宗の教えの繋がりについて学びをいただきました。このことは私にとって、大変大きな「気づき」であり「救われる」経験でもありました。その後も、そのことを実践しようと、ご門徒との関わりの中であったり、ラジオのパーソナリティであったり、高齢者施設の職員研修などで、意識的に取り組んでいました。ただ、次第に自分の中で、実践性が薄らいでいく感がありました。今思えば、「生死《しょうじ》の問題」に関わることが少なかったようです。

その後十年が過ぎ、悶々としていた時に、鹿児島でビハーラ活動をされていた、長倉伯博先生との出会いがあり、病院に出向いて患者、家族との関わりをされていることを聞き、「聴く」ことと「救われる」ことが繋がるのはこれしかないと思い、活動を始めました。その後も早島理先生、田畑正久先生、鍋島直樹先生と諸先生方のご指導もいただき、今日の私の活動があります。先生方には、具体的な活動の方法のご指導というよりは、激励をしていただきました。

広島市内を中心に、緩和ケア病棟のある病院に足を運んで直接「お手伝いをさせてもらえませんか?」とお願いに参りました。しかし、どの病院にも丁寧に断られました。改めて、医療の場に宗教者が身を置くのは困難なことと突き付けられました。

そんな時、新聞に「緩和ケアを考える会・広島」という団体があることが掲載されていました。その参加条件に「一般の方」があり、早速、会に入会しました。年に数回の講演会を通じて、会員の研修をされていました。私は、なるべく参加して、尚且つ、講演後の質疑応答の際には、必ず「僧侶なのですけど……」と手を挙げていました。

ある時、いつものように質疑応答が始まっても、誰も手を挙げる人がいなかったことがありました。司会者である医師は困り果てて、「せっかくのご講演です。何か質問してください」と呼びかけたものの、誰も応えなかったのです。司会者は、状況を察して、「いつもの僧侶の方はいらっしゃいませんか?」と言いました。「私のことでしょうか?」、恐る恐る手を挙げて、質問しました。その後、司会者である医師からご挨拶をいただき、「よかったら病院にお越しください」という社交辞令を真に受けて、私はすぐに病院に行きました。「本当に来られたのですね」と驚かれながらも、病院で何度か話をする機会をいただいたのです。

ちょうどその頃、長年、龍谷大学で教鞭を執っていた父が、肝臓がんで病院に療養していたので、病室で、「父さん、ひょっとしたら私は病院で活動することになるもしれない」と言うと父は、「そうか、それなら、病院を寺にする覚悟でやればいい。だが大変なことだ」と言ったのです。

しばらくして緩和ケア病棟の看護師長から、「カンファレンス（症例検討の会議）に参加してみますか？」と声をかけられました。こうして、私のビハーラ活動が始まりました。今思えば、父の言葉が、何とかくじけずに医療の場にいる原動力でもあり、病院を寺にということ（聞法道場であってほしいこと）を想いつつ活動しています。

最初は、一つの病院での活動であったものが、徐々に広がり、幾つもの病院、在宅医療の方とも活動ができるようになりました。今では、僧侶の知り合いよりも医療者の方の知り合いが多いかもしれません（笑）。多くの方との出会いと別れ、そしてお寺での法座、ご法事、お通夜、ご葬儀、様々なことに仏縁を感じる日々でした。

しかし、活動は十年ほど経った時、コロナ禍によって全く断ち切られました。やはり、ボランティアとしての立場は、医療現場では、「部外者」になってしまう現状があります。「仕方ない」と言い聞かせながら、日々が過ぎていました。

そうして迎えた、二〇二〇年の暮れに、お世話になった医師から連絡があり、「今度、新しく緩和ケア病棟を立ち上げる病院がある、手伝ってもらえないか」とお声をかけていただきました。正直なところ、活動から離れていた状況で、自分がどこまでご報謝できるか自信はありませんでした。医師から「取りあえず、一度行ってみてほしい」と言われたので、その病院に伺いました。すると、「当病院は、日本ではあまり存在しない、四十七床の緩和ケア病棟を立ち上げようとしています。それには、手厚いケアが必要と考えています。そのために、職員として力を貸していただけないでしょうか」ということでした。私は、あまりの驚きに、何を言ったか忘れましたが、確か病院の方に、「ついては、報酬はおいくらでお願いできますでしょうか?」と聞かれ、「私は、布施で生活している者ですので、お任せします」と言ったことだけは覚えています。

臨床宗教家として

病院での勤務となると、改めて「僧侶」という存在をどのように扱うかが問題となりました。「制服はどうするのか」、「何ができるのか」、医療現場と私にとっては、戸惑うことからの出発だったと思います。しっかり議論をして、「制服」は「作務衣」、「活動」は「傾聴を中心」、そして、緩和ケア病棟の立ち上げということもあり、「スタッフへの指導」ということで始めました。「作務衣」で病院内を歩きますと、一瞬驚く感じのスタッフに出会います。その時には、敢えてこちらから「何者だと思いますか？」と声をかけて、その都度、僧侶の活動について語っていました。現在は、もう驚く感じのスタッフは殆どいません。時には、「住職～」と声をかけられることもあります。嬉しい限りです。

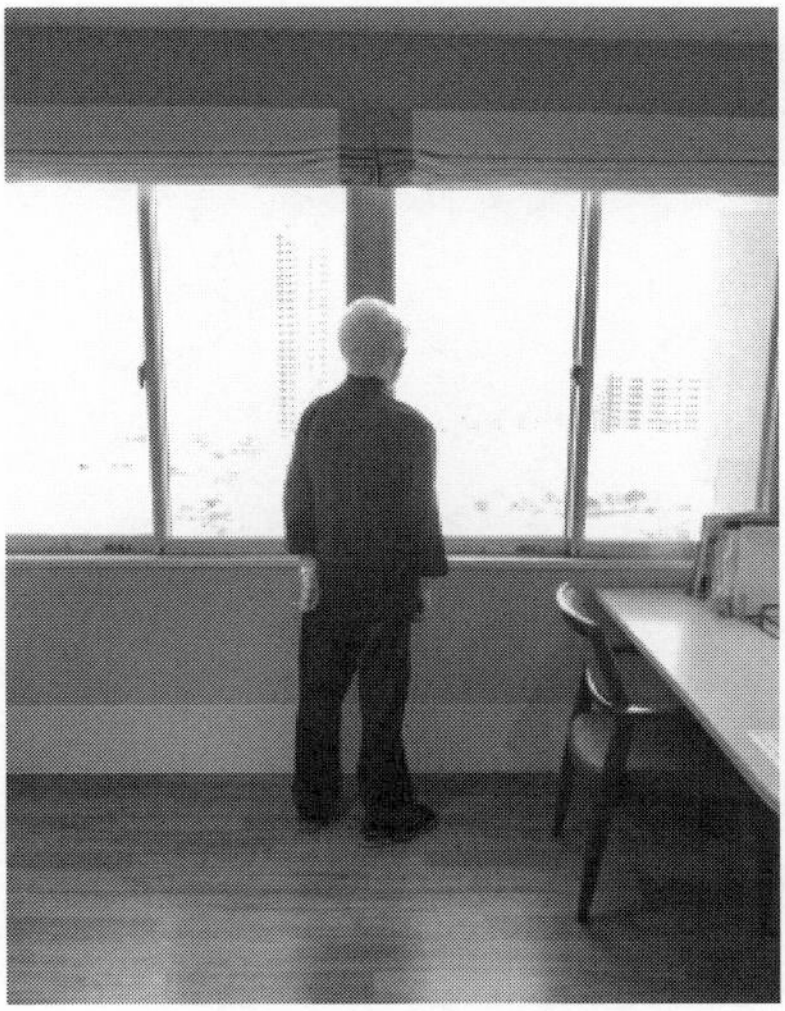

この写真の方は、半年くらいのお付き合いをさせていただいた方で、七十代の男性です（ご本人の承諾を得ています。顔も出していいと言われましたが、後ろ姿を撮りました）。腸のがんで、人工肛門をしておられました。孤独を好む感じの方で、あまり他の患者と交流はされませんでした。スタッフが心配して、お好み焼きの店を営んでおられた方でしたの

で、スタッフの提案で何度か病棟のキッチンで、お好み焼きを患者やスタッフに振る舞っていただきました。「美味しいよ」「よかったよ」などの声を聞いて、本人も喜んでおられました。私は、いつも話を聴きに部屋に伺っていました。「お好み焼きを焼くのは嬉しいけど、疲れるなぁ」などの話も聴きつつ、ある時には日が暮れるまで話しました。この方が話されたことに、「わしは、今まで沢山の人と話をしてきたが、こんなに自分を語ったことはないよ。あんた坊さんよのう、病院にはこういう人がおらんといけんと思うわ。だって、語りたい時に相手がおらんかったら、こんな辛いことはないけぇね」。傾聴していた私が、患者さんによって支えられ、「ここに居てもいい」という想いを新たにしたことでした。最期の一週間くらいは、麻薬による持続鎮静で意識のない状態でしたが、耳元で「楽しかったですね」「お好み焼き美味しかったですよ」などの声掛けをすると、目から涙が流れていたことをとても尊く記憶しています。穏やかにご往生されました。

医療と仏教の協働について

私が病院に伺うということは、「医療と仏教の協働」をいかにして実践していくかということに他なりません。仏教が持つ課題は、生老病死《しょうろうびょうし》の問題、つまり「思い通りにならない人生をどう生きるか」を、仏教を通じて解決していこうとするものです。医療の課題は、ＱＯＬ（生活の質という訳や、いのちの質と訳されることもある）の向上を目指す、ということにあります。私は、大学の薬学部や看護学部で話をする時は常にこのことをしっかり話します。医療と仏教、どちらも「目の前の方のいのちをどうすればより良い方向へ向けられるか」が、共通の課題であると思っています。

では、実際に医療の現場で実践している私にとって、現在の課題は、と申しますと、医療者から僧侶に求められるケアとしては、どうしても「癒し」の感覚が濃い感じがします。私は、患者に介入すれば、「傾聴（相手の気持ちをしっかり聴くこと）」を第一に活動します。患者からは、「聴いてもらって気持ちがすっきりした」などの感想が返ってきますと、私にとって、それはとても有難いことであり、活動の意義を感じることでもあります。ただ、僧侶として念仏者として「想う」ところとしては、「教えによって救われる」、それは、「どんなことがあっても私は生かされていることを仏さまと味わう」ということです。これは、医療者の「悪い状況を良きものにする」というところとは、なかなか簡単には融合できないものかもしれません。これからも、しっかりと医療者と、ディスカッションしていこうと思います。

そして何よりも一番の課題は、私自身が「生死の問題を今、突き詰めているか」ということです。病院の勤務が終わると、何か解放された気分になります。これは、仕事を終えて責任から解放されたから、というだけではなく、「いのちの現実に目を向ける自分」からの解放です。つまり、「現実を見たくない自分」が常にいるという傲慢です。そう思うと、病院でのひと時は、患者からいただく「いのちのひと時」でもあります。

そのままでいい

ビハーラ活動が始まって、カンファレンスでのディスカッションにも次第に慣れてきました。ただ、「僧侶を患者に会わせる」ことになるまで暫く時間がかかりました。時には、カンファレンスで「この方は、徳永に会わせる方がいいのでは」という話になった時でも、「うーん、会わせて何かあった時の責任はどうすれば……」というところで、なかなか患者への介入には懐疑的でした。

ところが、ある日、「この病院には僧侶がいる」と医師から聞いて、「僧侶に会いたい」という患者がおられたので、私は、すぐさまその方の所に行きました。「私は、僧侶の徳永と申します。よかったらお話を聴かせてください」と申し上げると、「そうか、実はわしも仏教はよく知っておる。仏教では生・老・病・死を説いているよのう。つまり誰もがそれを受けなくてはならないということじゃ。ならば、わしは死が近い身であるが、それは当たり前のことであり、何も怖くはないわ。どうじゃ」と言われたのです。私は、「それは素晴らしいことですね。是非そのお気持ちを聴かせてください」と言って、その日から、その方の「弟子」にさせていただきました。どちらかと言うと「南方仏教」にお詳しい方で、私自身も大変勉強になる話を聴かせていただきました。それは、病室という空間にあって、とても楽しいひと時でした。

ある時、「そう言えば、わしは僧侶になりたかったわ。今では難しいけど」と言われました。その晩、寺に帰ってその言葉を思い返し、「何かできることはないか」と思い、そこで、「袈裟《けさ》・衣《ころも》を着けていただいて、少しでも僧侶の気持ちになっていただくのがいいのでは」と考えたのでした。早速、医師に相談して「本人が望むことをするのが緩和ケアだから、当然いいのでは」という助言を受けて、患者に提案しました。すると、「まさか、病院で僧侶にさせていただくとは」と驚きをもって喜ばれました。病院でのあらゆる配慮をスタッフとして考え、簡単な儀式を勤めて、衣を着けていただく段取りをしました。

ところが、実施する前日に医師から「徳永さん、あの企画は止めたほうがいい」と連絡がありました。「何故ですか」と問うと、「あの患者の奥さんが、このことを知って憤慨している」とのことでした。勿論、ケアとしては、ご家族も喜んでいただかなければ意味がありません。どうやら、患者自身の信仰と、奥様はまた別の宗教、そして、私は浄土真宗と、「違い」があった故に、奥様としては、懐疑的にならざるを得ない状況だったようです。その時点で、実施は諦めました。そして、医師から、「すまんが、奥さんに詫びを入れてほしい」とのことでした。当然、私が火をつけたのですから仕方ありません。奥様と時間を合わせて、謝罪をすることになりました。

初めから怒っている方との面会は、とても緊張しましたが、私は、ご主人とのご縁の中でとても大切なひと時を過ごしたことを話しました。すると奥様は、「その話に私も加わってもいいですか」と仰ってくださり、その後は、三人での楽しい会話が続きました。信仰というものの違いが、これほどまでに融合するものかと不思議な感じを抱いていました。そうして、楽しい日々は続きましたが、患者の容態は次第に悪くなっていきました。

そんな中、ある日患者に、「ちょっと、話がある」と言われ、耳元まで近づいてお聴きしました。「今日は、謝らんといけん。わしは、今まで散々仏教のことを語ってきた。あんたに、死は怖くないと言ってきた。じゃが、あれは嘘じゃ。この状況になって、想うことは、死が怖い。どうすればいいのじゃ」との問いかけでした。私は、即座に「ご主人、死が怖いのですね。そのままでいいじゃないですか。私がいただいている浄土真宗の教えでは、死を怖れることは、人間にとってとても大切なことであり、また当然のことと説かれています。そして、そのあなたを、必ず浄土に生まれさせるという願いがかけられているとお聴きしています。ご主人、そのままでいいじゃないですか」と申し上げました。患者は、止めどめもなく涙を流されて、「ほうか、ほうか、これでいいんか。よかった」と心身ともに慶ばれるご様子でした。そして、奥様との楽しい会話も続き、穏やかにご往生されました。

病院でこのような患者とのやり取りに「浄土に往生する」という会話のご縁ははじめて

でしたので、改めて「仏教の尊さ」を感じることでした。

私の幸せ

ここ数年で出会った方で六十代の女性です。僧侶の介入を自然に望まれていたので、少し不思議に思っていました。お会いするとすぐに「私の生まれた家は、浄土真宗で、嫁いだ先のお義母さんは、キリスト教の信者でした。最初少し抵抗はありましたが、余りにもお義母さんが、信仰の話をされるので、キリスト教の魅力も少し感じていました。そうした中、実母が亡くなり、通夜、葬儀と実家は浄土真宗で勤めました。そして、家に帰った時、どういう訳かお義母さんが、『あなたのお母さんは、キリスト教だったらよかったのにねぇ』と言うのです。どういう意図かは分かりませんでしたが、私はその時以来、実母の存在を愚弄された感じがして、『キリスト教と仏教の違いは何なのか』を思うようになったのです。徳永さん、あなた住職でしょ、これはどういうことなの」と問われました。そして、患者の語気の強さについ「キリスト教と仏教の違い」を説明していました。そして、患者が発した言葉が、「あんた、それでも住職？」でした。思えば、この方の訴えは、宗教の差異の問題ではなく、母親の尊厳に関することだったのです。

僧侶の悪い癖の一つに、「宗教の解説」をしてしまうことがあります。これは、場面的に大切な時もありますが、この方のように、問題が母親の尊厳が損なわれたと感じていることに対しては、その必要がなかったのです。それでも、その後もコミュニケーションは続き、「私は、歌が好き」という発言から、「よかったら、弾き語りしましょうか」と素人の私の歌を病室で披露して喜んでいただいたご縁もありました。できるだけと思い、その方のリクエストに応えながら毎週新しい曲を披露していました。

そうする中、病状は進んでいきました。ある日患者から、「いよいよ、調子が悪くなってきました。今想うことは、私って、好きなことを言って過ごしてきたなと思うのです。沢山の方と楽しく過ごしたけれど、私は、思うことをすぐ口に出してしまうタイプなので、沢山の人を傷つけたのじゃないかと思います。住職さんにも確か最初、失礼なことを言ったと思うのです。忘れているでしょうけど……(徳永は覚えていますけど……(笑))。そうすると、これからのことを想うと、きっと私は地獄行きでしょうね。そんなことを最近はいつも考えています」と言われました。私は、大切な訴えと思い、「二河白道《にがびゃくどう》」の話をしました。つまり、「煩悩《ぼんのう》を抱えながらの私たちは、必ず浄土へと向かう救いの道を歩んでいる」という内容の話です。患者は、涙を流して、ただ頷かれていました。

そして、またリクエストの日々が始まり、ある日、長渕剛さんの「しあわせになろうよ」という曲のリクエストがありました。私の来院予定が一週間後だったので、「では来週に」と約束しました。ところが、看護師長に「徳永さん、一週間後は厳しいです。せめて三日後に」と言われ、急遽三日後に伺いました。勿論患者には、「たまたま今日来ました」と言って、そのリクエストに応えました。その日は、娘さんとお孫さんもおられたので私はお邪魔する感じでしたが、歌って拍手もなく（笑）、その場におりました。すると患者が、お孫さん（小学生五年の女の子）に向かって、「あんたも幸せになりんさいよ」と言い、お孫さんは、「おばあちゃん、幸せって何？」と問い、すぐさま「それは、あんたが、幸せとは何かを考え続けることよ」と言われたのでした。私は、なるほどと思っていると、今度はそのお孫さんが、「じゃあ、おばあちゃんにとって幸せとは何？」と聞き返したのでした。これには、娘さんが、「この状況でそんなことを聞くものじゃないでしょ」という感じの素振りをしていました。私もどうなるのだろうとその場を見守っていました。すると患者は、「あのね、おばあちゃんの幸せはね、そこにいる住職さんに教えてもらったんじゃけど、必ず浄土に生まれて仏さまになるということが、今、決まっていることよ」と言い切ったのです。娘さんは涙ぐみ、お孫さんはキョトンとしていました。私は、この言葉が、どれたけご本人の慶びを表し、娘さんやお孫さんに多大な影響を及ぼす言葉であるか、無限に感じられたことです。教えは「いのちの希望」そのものであることを教えていただきました。患者は、その二日後に静かにご往生されました。

阿弥陀さまと一緒

緩和ケア病棟には、様々な年代の方が入院されます。そこで、やはりあらゆる痛みを緩和するという観点から申し上げると、若い方は、そのケアの課題も多くなる傾向があります。

ある日、二十代の乳がんの女性の方が入院されました。医療者も構えてしまう感じがありました。その患者と同じ歳の看護師が、「徳永さん、あの患者さんの部屋には行きづらいです」と言いました。私は、「そうね、自分は元気で患者は終末期ということがあるからどう接していいか迷うよね」。「そうです。いつ、あなたは元気だからいいよね、と言われるかもしれないと思うと、足が遠のきます」。「そうね、じゃあその部屋には、一日に一度、しかも挨拶程度でいいから、顔を出してね。そうすることで、沢山の人が気にかけているという想いが生まれるかもしれないからね。頑張って」と看護師に言いました。

私も、その患者と会うことになりました。正直なところ、私も何か「構え」を持っていたことは否めない感じでした。しかし、お会いしてみると、その方は、「へぇ、お坊さんですか。よろしくお願いいたします」ととても爽やかな感じで接してくれました。私は、「何か心配なことはないの?」と聴きました。すると、「私は何も心配なことはないの。大丈夫です」と言うのです。何だかこちらが恥ずかしくなりました。「健康な者」と「病《やまい》に遭っている者」の線引きをしているのは私の方でした。ともに、生かされている身には変わりないのです。それからは、とても楽しく会話をしました。お母さまが常に傍におられて、漫才などのお笑いの話で盛り上がっていました。

ある日、「そういえば、おじさんは住職よね。ということは、お寺にいるのよね。私、地域の歴史とか少し興味があるの。あのお寺の真ん中にあるものって何?」と聞かれ、

「私の寺は、浄土真宗だから、真ん中は阿弥陀如来という仏さまを安置しているよ」。「へぇ、そうなの、その仏さまってどんな方?」、とても大切な問いです。私としては、分かりやすく表現しなければと思いました。「阿弥陀さまはね、すべてのいのちには願いがかけられてありますよ、どんないのちも無駄ないのちはありませんよ、どんないのちも支えられて生きていますよ、という、いのちの本当の有りようを象徴として姿に顕した方ですよ」と話しました。すると、「へぇー、まじ素敵」と若い方ならではの、素直な受け止めをされました。そして、「おじさん、その仏さまここに持ってきて」「いや、それはさすがに無理なんよ」「えぇ、ケチ」「ごめんね、でも写真なら撮って持ってくるから、楽しみにしててね」。

翌週には、その阿弥陀さまの写真を撮って、お持ちしました。「お母さん、この写真、大事なものだから、額に入れたいの」。お母さんは、すぐさま額を買ってきて、娘に見せたのでした。「〇〇ちゃん、ここに置いたらいいわね」と可動式のテーブルに置きました。すると、「お母さん、この位置ではだめよ。なぜなら、私のベットがリクライニングしたら、私の方が目線が上なるわ。阿弥陀さまはすべてのいのちに願いをかけておられる方なのに、私が上から見るのは違うと思う」。お母さん「でも、この位置ならいつでも見れるじゃない?」「いいえ、私より高いところにして」、お母さん「そうなると、テレビ台の上になるから、いつも見れないわよ」「いいの、私の見たい時に見れればいいの、だって阿弥陀さまの方は、いつも見てくれているのでしょ」。その母娘のやりとりには、途轍もない崇高で伸び伸びとしたお念仏の世界を感じたことでした。

それからも、楽しい会話は続き、病室にいることさえ忘れてしまうひと時でした。ただ、病状は進み、最期にお会いしたのは、ご往生される数時間前でした。「住職さん（おじさんという言い方がいつの間にか住職に変わっていました）、今日は何も話せない」「ええよ、無理しんさんな。でも……阿弥陀さまのことは忘れんさんなよ」「うんうん、分かってる。私大丈夫」、これが最期のやり取りでした。彼女は、阿弥陀さまと共に、人としての境涯を終え、お浄土に生まれ、今の私を支えてくださっています。

いのちの妙味

生きる（生死）実態の「かなしみ」を知る人は、倫理の限界を知り矛盾に泣き、そのどん底の中に、光を見いだし、大悲の中に、許されて生かされるいのちを発見するのでしょう。仏智の光りに照らされて知る自己の姿への悲歎こそ、生きる感動と生命の尊さを知るいのちであろう。かかる「悲歎の心」こそ、人類に生きる希望とよろこびを知らされる光であり救いであると思う。

（徳永道雄、一九八六年）

これは、私の父の著書である『いのちの妙味』の一節です。若い時は、この文の意味が全く分かりませんでした。父は、長年龍谷大学で教鞭を執った学者でした。しかし私の父の印象は、「いつも酒を飲んで、私のことを罵倒する」存在でした。随分と喧嘩をしたものです。しかし、歳を重ねるうち、また父が肝臓がんで療養していた頃に、静かに「悲しみ」について話ができたことが、今になって私の心の宝になっていることに気づきました。

私たちにとって、「生・老・病・死」は、どれも辛いものですが、「大悲に生かされる」こと、つまり、悲しみを知る「悲嘆の心」こそ、仏智に照らされていることを、ただ味わう日々です。

これからも、お念仏の中にあらゆる人々とのご縁を味わいつつ、精進する所存でございます。この度は、大変貴重なご縁をいただき誠にありがとうございました。以上で私の発表を終わります。

救われていたとの気づきを得る場づくり
――二つの活動を通じて――

宮本直治

はじまり

十五年前（二〇〇七年）の夏、躯体の中心部に感じた妙な痛み。それがだんだん強くなってきました。十一月頃「やはりおかしい」と思い、薬剤師として勤務していた病院を受診。「多分逆流性食道炎ですね。胃カメラ受けて下さい」とのことで、内視鏡予約をして薬剤部に戻ったのですが、その後で色んな検査を受けるよう、薬剤部に電話がありました。「おかしいなぁ。ただの逆流性食道炎なのに、なんでこんなに検査をたくさん受けるの？」……そう感じていた私。

数日後の検査結果を聞く日。実はこの日が一番嫌な気持ちでした。大きな病院なので、まずは外待ちのスペースで待機。そして診察の順番が近づいてくると自分の整理券番号が表示され、中待ちスペースに移動します。そこは診察室の扉がたくさん並んでいる所で、その一角のベンチに腰かけている時がとても重い時間でした。長椅子に腰をかけて横にある扉を時々見つめます。「自分の番号を呼ばれるのはいつだろう？」「予想外の結果だったらどうしよう」と落ち着かない私。「扉を開けて出てくる時はどんな気持ちになっているんだろう？」とか「妻と一緒に来たらよかったなぁ」……等の色んな考えが頭をよぎり、震えそうになる膝頭を押さえていました。

今でも鮮明に覚えているのは、その診察室の扉を開けるための引き手を握りに行く自分の右手です。「開けなければ次は始まらない」……そう思いながら息をとめて取っ手を握り、扉を引いた場面は今でも頭に残っています。

胃がん・ステージⅢからの方向転換

……時の流れが変わりました。告知から十六日後に入院して手術、退院後の抗がん剤など、色んな場面を通りながらも何とか職場復帰して次のステージが始まりました。しかし、思うようには戻らない身体。ふと頭に浮かび上がってきたのは、「今、自分の人生が終わったとして後悔することは何?」という自分への問いでした。そして、この問いを持った御縁は三年四カ月後、西本願寺で法衣を身にまとっている私へと繋がりました。

さらに二〇一二年五月には〈がん患者グループゆずりは〉代表、二〇一三年五月あそかビハーラ病院のビハーラ研修生という、告知当時は予想していなかった道が私の前にやってきました。

あそかビハーラ病院は京都府城陽市にある緩和ケア病棟で、末期がん患者さんの亡くなっていく場面が日常風景として存在している場所です。目の前にいらっしゃるのは私と同じがん患者。そこにいると逝く人が自分に見えてきました。「次は私の番だ。もうすぐ、もうすぐだ」、自然と湧き上がってくる、押しつぶされそうな思い。しかし思えば思うほど、私の中で確信に変わったたきたことがあるのです。その思いとは……「なんだ、こうやって死んで行けるのだ。失敗した人は一人もいない。大丈夫だ、私も死ねる」。

死ぬ場面が自分の思い通りにならない現実、それを旅立っていった人達が教えてくれました。それは古来から動かせない事実です。……であれば、「私たちに何ができるのか?」という問いの前に私は立ちました。そして答えは意外なほど簡単に出ました。「それまでの時間をどう過ごすのか、それだけを考えればいい」、そう考えた私は気持ちがとても楽になり、代表をしていた〈がん患者グループゆずりは〉の柱を『生き方を考える』へと動かしました。

がん患者グループゆずりは

一九九六年三月に神戸市で発足した患者会です。所在地は市立芦屋病院総務課内としていますが、病院が作った患者会ではなく、独立して活動している民間団体です。会員数は約一〇〇名。毎月第二土曜日の定例会のほか、ゆずりは女子カフェ(毎月第三火曜日)、サロン兵庫（毎月第三土曜日）を開いています。会報も作成し、会員に毎月郵送しています。

よく考えてみると、「生き方を考えること」は全ての人に平等な問題です。なので定例会はがん患者だけでなく、家族、遺族、医療者や一般の健康な方を含め、どなたでも参加可能としています。現在、定例会は神戸市中央区元町通のジェムビルで開いていますが、コロナによって〝ズーム併用という技〟を身につけました。おかげで北海道や九州からオンライン参加される方もいます（写真　定例会）。

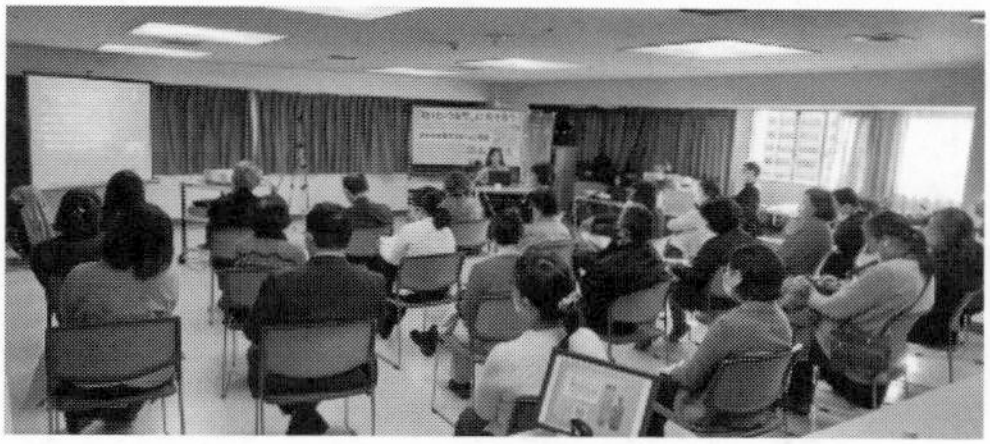

定例会

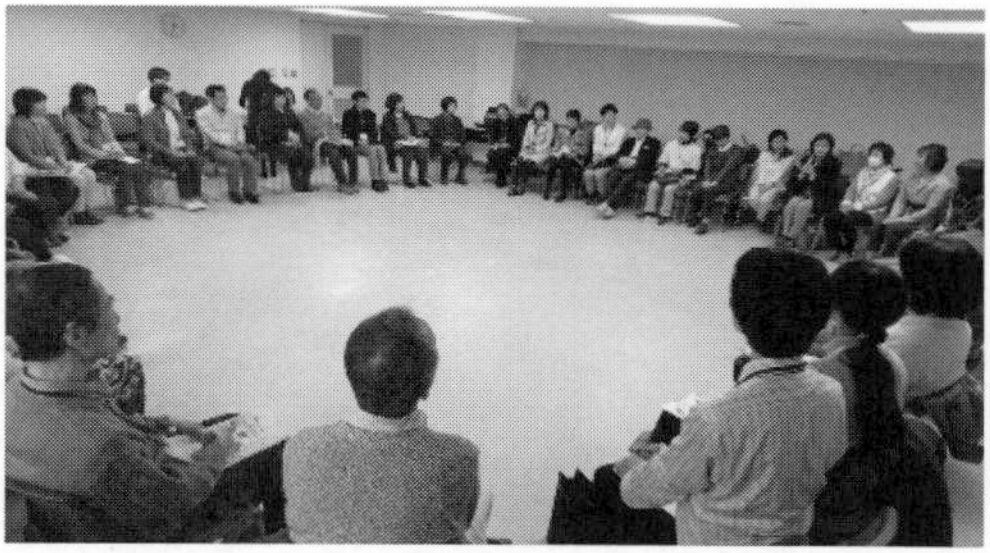

交流会

〈ゆずりは〉の大きな特徴は第二部の交流会です。会場参加者とズーム参加者が距離を問題とせずに意見交換を行います。ある日の交流会に告知を受けたばかりの女性が初参加されました。「これから抗がん剤治療です。治療はしんどいですよね」……と不安げな表情で話されました。私はその発言に対して、ある会員さんを指名しました。これまで多くの厳しい治療を受けてこられた女性です。その方がマイクで話されたことは……「そうだったような気もします。でもね、人間って忘れることのできる生き物なんですよ」でした。とても優しい声、だけど力強さが感じられる、奥深い言葉でした。初参加の女性は涙を止めて真っすぐに前を向き、「分かりました。しっかり治療を受けていきます」と言葉にされました。自然と起こってきた会場からの大きな拍手……この瞬間、言葉にできない『何か』に会場が包まれました（写真　交流会）。

地域包括ケアシステム時代への問題点

厚生労働省は二〇二五年を目途として地域包括ケアシステムの構築を目指しています。要介護状態となっても「住み慣れた街で自分らしい暮らし」を人生の最後まで続けられるようにするもので、キーワードは「自分らしく生きる」です。その際、ＡＣＰ（アドバンス・ケア・プランニング）が大切になってきます。ＡＣＰとは、自らが望む人生の最終段階における医療ケアについて前もって考え、医療・ケアチームなどと話し合い、その情報を共有しておく取り組みのことを言います。具体的には「どこで、どんなふうに暮らしたいのか」「医療的措置をどこまで行うのか？」「最期の場所はどこにするのか？」などを話し合っていきます。

地域包括ケアシステムは高齢者だけでなく、がん患者さんにも関係することなので〈ゆずりは〉でも何度か勉強会を開きました。結果、治療のやめ時や最期の療養場所選定には家族との話し合いが大事だということが分かってきたので、会員さんにも「家族と話してみて！」と呼びかけをしました。

その翌月、何人かの会員さんが家族と話をした結果を聞いて、私は驚きました。「最期は家で亡くなろうかと思っているのよ」と会員さん（がん患者）が言った時、娘や息子達から「何を言っているのよ。もっと前向きにならないとダメじゃないの！」と叱られる人が多かったのです。これは想定外でした。現実を見ようとせず、高度医療によって望みを叶えようと考える次世代の人達。患者の思いを察しようともせずに、最後まで積極的治療を受けさせることが正しいという価値観の中で暮らしています。その人達は「人は死ぬものだ」という現実を見ようとせず、まるで他人ごとのように「頑張ってよ」という言葉を、一方通行のように繰り返すのです。

しかし地域包括ケアシステムを進める上では、「本人の選択と本人・家族の心構え」が最も底辺部分にならなければなりません（イラスト　植木鉢モデル）。

つまり子世代にも亡くなる親を在宅で看ていく心構えが必要です。でも、これは親の死を意識しないとできないもの。現代社会において長寿や健康をアピールする立場の行政や病院は、死を意識させるメッセージが送りにくいという現実があります。であれば薬剤師であり体験者として患者会代表もしており、死について話せる僧侶でもある私。「生まれてきた者は、がんであろうがなかろうが必ず亡くなるのだというメッセージを次世代の人達に正面から届けられるのは、私しかない」……そう思った翌月には退職届けを出して三十二年間の病院薬剤師生活にピリオドを打ち、二〇二〇年四月には〈医療と暮らしを考える会〉を設立しました。

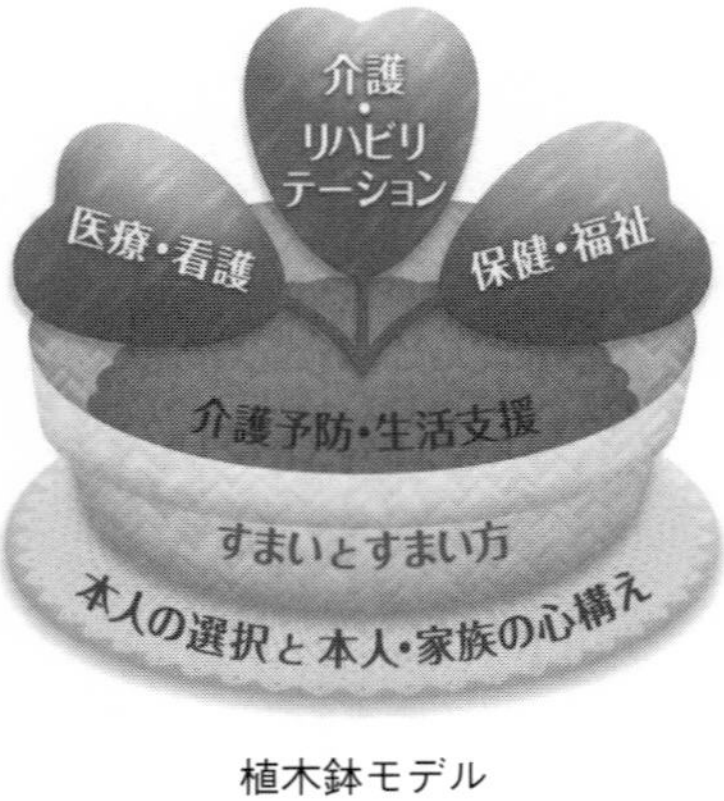

植木鉢モデル

医療と暮らしを考える会

淀川キリスト教病院名誉ホスピス長である柏木哲夫先生、昭和大学医学部の高宮有介先生や淀川キリスト教病院緩和医療内科の池永昌之先生など、緩和ケア領域での御高名な人達が設立賛同者となってくれました。会の理念は「心豊かに生きる」としており、「教養講座」、「ズーム座談会」、そして「がん患者と並走する心得セミナー」が活動の柱です。中でも私が退職して開きたかったのは患者と並走する人達が受けるセミナーです。

医療の限界、人生の終焉が見えてきた患者さんは人生の大きな節目を迎え、普段考えることのないような大きい問いの前に一人で立たされています。その人生に彩りを添えられるのは、家族の心が感じられる風景だと考えています。そこで家族の心を養う目的から、「がん患者と並走する家族の心得セミナー」を企画することにしました。

がん患者と並走する家族の心得セミナー

「がん患者と併走する家族の心得セミナー」は十二回の連続講座です。がんとは何か？

という導入編から始まり、寄り添い方、抗がん剤の知識や再発転移の意味すること、緩和ケア、ＡＣＰ、療養先の選定へと話を進めてまいります。二年間開催してみると家族だけでなく医療者や福祉関係者の受講も多いので、二〇二二年度からは、「がん患者と並走する心得セミナー」と名称改名しました。特徴は専門の医療者だけではなく、体験者、遺族、利用者などが講師を務める点と、様々な立場の人達と意見交換ができる点です。

実際の講義です。専門医が放射線治療について講演した後は、乳がん患者さんによる体験談でした。「痛くも痒くもないと言われますが、放射線治療を何クールか繰り返すうちにどんどん倦怠感が強くなるのです。抗がん剤治療も同時にしていたので本当に倦怠感が辛くなり、週のうち何日かは水だけで生きていました。実はトイレにも這って行っていたのです」と話された彼女。「でも、そのことは息子に言いませんでした」……付け加えられた一言には皆が言葉を失いました。また、その現実を聞いた時、医師は「僕たちその姿が見えないんです」と、申し訳なさそうに話されたことも印象的でした。

別の患者さんのエピソードです。一人の女性（乳がんステージⅣ）が参加されました。「先生はとてもいい人です。家族も私を大事にしてくれて、いつも応援してくれます。でもね、でもね……（ここから涙声）、本当は私……お医者さんや主人から『もう頑張ったね。もういいよ』って言って欲しいのです」。心の底では、辛い治療から離れたい……抑えきれない感情が溢れて、彼女はずっと涙を流されていました。家族だからこそ言えないことがある。人の悲しみの深さは見えないという事実を目の当たりにしました。

人は弱いもの。「何かあったらどうしよう？」と息子・娘達は不安に思いますが、《その時》は必ず来ます。なので、家族として『今、自分がなすべきこと』を見極めてもらいたいのです。親が「乳がんで放射線治療を受け始めたよ」と電話をしてきたら、近いうちに身体の内部でやけどが起こり、腕を上げにくくなる現実を予想して下さい。そして実家に帰って、さりげなく、棚の高いところにあるものを下の方に移動しておいてあげるのが子世代にできること。その心遣いに母親が気づいた時、「あの子は分かってくれているんだな～」と思って、親としての心が温かくなるのです。一個のケーキを「おいしいね」と言いながら二人で食べることもお勧めです。そして実家から帰る時に、「また来るからね」と言いながら玄関から飛び出すのではなく。玄関ドアが閉まっていくギリギリまで、家の中で手を振る親に自分の笑顔を見せていく……それが家族しかできないこと。そのようなものを見落とさない並走者であって欲しいと思います。

私の活動は、がん患者と家族の間に相互理解の意識を産みながら在宅療養の知識を身につけ、看取りに備えるサポートです。これは地域包括ケアシステムの推進のために必要な、行政や医療と異なるアプローチであると考えています。患者、家族や遺族の持ち前を使っての、人々の意識付けアプローチとして今後も続けていくつもりです。

体感…私の救い

なぜ私なの？　どうしてこんなにつらい状況なのに生き続けねばならないの？　人は嘆きます。『老』や『病』……自分にやってくる予想外の事実に人は苦しみます。しかし仏教では「苦しいこと」ではなく、「人の手ではどうしようもならないこと」と見ます。また自分の苦は自分で悩み、時間をかけて乗り越えていくしかないもの。残念ながら誰もかわってあげることはできないのです。

十四年前、私は五年生存率六〇パーセントと言われました。この六〇パーセントという数字はがん治療において比較的高い数字です。しかしイメージとしては……友人三人と楽しく乗っている電車の中で、トントンと後ろから肩を叩かれ、自分だけに聞こえる『分かっているよね？　君だけ次の駅で降りるんだよ』という低い声……それが聞こえた瞬間でした。この心境は数字からは読み取れません。

ある日、朝日新聞の東京本社から電話があり、「宮本さんの言葉を載せても構いませんか？」と言われました。当初、何のことだかよく分からなかったのですが、このビハーラ医療団の講義集Ⅳ『他力のビハーラ』（二〇一五、自照社出版）に収載されている私の発表録についてでした。その部分がたまたま元阪大総長・鷲田先生の目にとまり、二〇一六年五月二十七日朝日新聞一面・折々のことばに私の言葉が掲載されることになりました。

【人生において病気になったという事実を変えることはできませんが、病気になった意味を変えることはできると信じています。宮本直治】

この新聞を読んで力が出たと話された人に出会いましたし、「切り抜いて病院のベッドに貼ったという人がいたよ」ともお聞きしました。「私の言葉が私の知らない場所で、どなたかの生きる力になっている」……その時、確信に変わりました。

「私はがんになるために生まれてきた。私の人生にはがんが必要だった」ということ。

思えば膝頭を押さえながら座っていた病院の待合室、僧籍を取ったこと、患者会の代表になったこと、講義録が出版されたこと、〈医療と暮らしを考える会〉を立ち上げたことなど全ての出来事……それは今（ここでマイクを握る瞬間）に続くために必要なものでした。

生存率六〇パーセントという数字を聞いた時は、『誰か、この荒波から救って欲しい。頭上に来てくれた救命ヘリコプターに、ロープで引っ張り上げて欲しい』とイメージしました。しかし、その後に出会った事実を考えてみると、『がんになった私は、大海原で荒波に揉まれていたのではなく、お味噌汁をお椀に注ぐためのお玉杓子の中にいて、既にすくわれていた（掬われていた）』という景色が自分の中に浮かび上がってきました。

今の私は救命ヘリコプターを探していません。足の着かない深さで水に浸かっている状態ではあるけれど、放り出されているわけではない。だからバタバタと喘《あえ》ぐ必要もないのです。見ているのは、《私の人生をどう駆け抜けるのか、それが私に与えられた課題だ》……ということです。これからも私にできる様々なものに向かって参ります。この世に存在することを許された《残り時間》を精一杯に使う。これが命を使うという意味で、『使命』だと考えています。

II

救われるとは

医療と宗教の協働

不治の病の子どもも救われている、医師の私も救われている

駒澤　勝

我が子からの問い

みなさん、こんにちは。岡山から来た駒澤といいます。小児科医です。今日は、「不治の病《やまい》の子どもも救われている、医師の私も救われている」ということでお話しさせてもらおうと思います。

私が医者になりまして、病院勤めを始めて五、六年ほど経った頃です。土日もなく、夜昼もなく、大変過酷で厳しい病院生活を送っていました。ある日、夜遅く家に帰りまして

夕食を始めたところ、当時、小学一年生の息子について、家内が「お父さん、うちの子は知的障がいがあって、特別支援学級のお世話にならなければならないかもしれない」と言い始めたのです。私は全く想像もしていないことで、「いい加減なことを言うな」と取り合う気にもなりませんでした。すると、家内は「そんなことを言うなら、一度、学校へ行って様子を見たらいい」と、自分の見た教室での様子や友達とのやりとりなどをいろいろと並べ立て始めました。最初は半信半疑でしたが、次第に話は真実味を増してきます。落胆と、病院にばかりいて家のことを放り出していた後悔と、子どもたちに全く無頓着だった愚かさを反省するなど、全身から力が抜ける思いがしました。

家内は、何とかして、この子を引き上げなければならないと言うのです。あれをしようか、こうしてみようかと、いろいろと提案するのですが、私にはショックが強すぎて、そんなことをしたところで、到底、引き上げることはできないだろうと思えるのでした。実際、病院で似たようなケースを何例か診たり、相談に乗ったり、専門家への橋渡しをしたこともありました。そんな経験からも当時の私には、特別支援学級でお世話になるほどの障がいがあるくらいなら、将来、高校に進学することさえ、困難だと思っていました。わが子も、そうであろうと思えたのです。

それでも、私も人の父親です。「わが子もそういう生涯を送るか！　まあ、仕方ないわ」とは思えないのです。「わが子もそういう生涯を送るだろうけれども、人並みに幸せであってほしい」と思うわけです。もう少し厚かましいのです。「人並み以上に幸せであってほしい」と思うのです。もっと厚かましいです。「わが子は、そういう生涯を送るだろうけれども」ではないのです。「わが子の生涯はそうであろうからこそ、人並み以上の幸せが要る。これはどこの誰が何を言おうと譲れるものか」と思うのでした。

その夜、布団に入って、「私たち家族は、この先、一体どんな道を進めば、そういう世界にたどり着けるのか」と、いろいろと考えるのですが、回答どころかその糸口さえ見えません。

少しも眠ることができず、考え倦《あぐ》ねている時、病棟の患者さんたちと、その親御さんの顔がチラッ、チラッと頭を横切りました。ああ、あの子の親御さんも同じように思われているのだろう。「わが子は不治の病だけれども、人並みの幸せが要る。いや、人並み以上の幸せが要る」と。いや、もっと厚かましく、「不治の病だからこそ、人並み以上の幸せがなければならない」と。毎日、毎夜その思いで、胸は一杯に違いないだろう。別のお母さんは、「わが子は五歳でこの世を去らなければならない」。「それでも、人並みの幸せは要る」、もっと厚かましく、「人並み以上の幸せが要る」。いやいや、「五歳でこの世を去るのだからこそ、人並み以上の幸せがなければならない」と、その道が見つからないまま、心の中で悲鳴を上げておられることだろうと推察できました。が、その夜の私の頭はわが子の問題だけで一杯で、とても他人様のことを考える余裕はなく、「わが子はどうしたらよいのか。わが子は……」と一向にらちがあかないまま、ほとんど一睡もできない一夜を明かした次第です。

わが子については、次の日に家内が学校に相談に行ったところ、「何の心配もありませんよ」と言われたというのです。私に電話で知らせてくれる家内も大喜びでした。私も有頂天になって喜びました。一件はどっきりカメラの如く落着しました。そして、当の子は、その後、幸運にも無事に育ち、今、社会人として人並みの苦労と人並みの幸せを味わっています。

仏教への道

ところが、涙が出るほど喜び、一件落着のはずが、何かスッキリしません。その後も、ちょっと心に引っ掛かるものがあり、私の中で少しずつ大きくなるのです。それは、世の中に、特別支援学級のお世話になる子どもがいる限り、その子たちにも人並み以上の幸せがあるという世界がなくてはならないではないか。世の中に、不治の病の子どもがいる限り、不治の病でありながら、日本一の幸せ者、果報者だという世界がなければならないではないか。五歳で亡くなる子どもがいる限り、それで万々歳だという世界が絶対に必要ではないか。そうでなければ、この子たちの立つ瀬がないではないかと思えるのでした。そして、可能か不可能にかかわらず、その道を見つけることから目をそらすことは許されないような気がしてまいりました。以後常に心に引っかかる問題となりました。

しかし、それは超難問で、なかなか回答は見つかりそうにありません。少なくとも、医学には、その道はないのです。医学は、言うなれば病気を治してなんぼ、長生きさせてなんぼですから、病気のままでいいとか、早死にしていいとかいう発想がありません。常に、無病で健康、長寿などを求めて、不治とか短命は敗北とみなすのです。

その後紆余曲折がありまして、結局、仏教にその道を探そうとしたわけです。しかし、この仏教が容易に納得できる代物ではなく、とても難しく、長い間、全く理解できず、数年間の悪戦苦闘が続きました。

ところが、七、八年近く経ったある日、それがパーッと解ったのです。小躍りしながら「ああ、解った、解った」と大声で叫びたいような、何とも言えない喜びを伴いました。今から四十一年前、私が三十九歳の時であります。日にちも覚えています。六月二十五日です。時間も覚えています。夜の九時二十五分であります。

以来、難しくて全く歯が立たなかった星野元豊先生の『講解教行信証』も、読んでいると「あっ、ここにも書いてある」「ここにも書いてある」と膝を叩く場面が次々に現れてきました。繰り返し読むたびに、「なるほど、なるほど」「そうだ、そうだ」「あっ、ここにちゃんと書いてあるではないか」「前に読んだ時、どうして気付かなかったのだろう」ということがだんだんと増えてくるようになりました。その都度、その箇所に赤線を引き、そのページに付せんを付けてまいりましたが、今はどのページも赤線と付せんだらけで、もう赤線も付せんも意味がなくなってしまいました。そしてあの時「ああ、解った」と思ったことが、四十一年間、動揺することなく今に続いていますから、これで正しいのではないかと思っています。

一体何が解った？

「その時一体何が解ったか」の回答が、今日の講題であります。つまり、私の探していた世界が見つかったということです。「障がいがあっても何ら問題ない」、「不治の病でも構わない」、「五歳で命がなくなっても平気、大丈夫」という世界がある。「それが阿弥陀様の世界であり、その世界は、今、ここにある」が解ったのです。

実は、このことが解るその一瞬前、そんな他人事よりも、まず「この私が、このあるがままの私でいいという世界が実在する」、そして「私はすでにその世界にいる」ことが先に解りました。同じ論理で、「障がいのある子どもや不治の病の子ども、五歳で命がなくなる子どももその世界の中にいる」ことが納得でき、これまでの問題がスーッと解決したのです。これまで能転気にも、全く問題にしていなかった私自身がまず一番の大問題で、それが解決すると同時に、他人の問題もいっぺんに解決したのです。

凡夫の世界と阿弥陀様の世界

みなさんは、障がいがあっていい、不治の病でいい、五歳で死亡していいなど、あるがままでいいとする世界が、本当にあるのか、そのような世界は虐待を正当化したように思えるが、それは正しいのか、優しいのかと疑問に思われるかもしれません。その世界は本当にあるのです。正しいのです。優しいのです。実は仏教、親鸞はそのことを教えていると思いますが以下そのことから説明しましょう。

私が仏教を理解できた大きな要素が、「分別智《ふんべつち》」「無分別智《むふんべつち》」（「差別智《しゃべつち》」「無差別智《むしゃべつち》」ともいう）であったと思います。それで、まず「分別智」「無分別智」について、超簡略化して、話すことから始めます。

われわれ凡夫《ぼんぶ》は、衆生《しゅじょう》は、あるいはもっと広く生命体は「分別智」によって物事を判断します。「分別智」とは、山は山、川は川と認識します。山も川も一緒くたにしたのではどうにもならない。山は山、川は川と分別するわけです。男と女は別々のものとして区別します。大人と子どもは大きく違うのだという、その違いをはっきりと認識するわけです。この認識の世界が凡夫の世界、現実世界、娑婆《しゃば》であります。

この「分別智」の働きの中では、何よりも「自」「他」の区別が強く働いております。そして、「他」のいずれよりも「自」を優先するわけです。生命体とは、他よりも自分を大切にするものだと言えます。それが知的な面に現れたのが、欲望というものだと思います。そして衆生あるいは凡夫は、欲望によって、対象に価値を見出します。自分（たち）に有利なもの、自分の欲望に叶うものほど価値が高いとみなすのです。逆に言うと、価値とは、対象に実在するのではなく、自分の欲望の裏返しと言えるわけです。

つまり、価値とは自分の欲望によって対象に幻想している幻影にすぎません。対象に価値はないのに、自分の欲望によって、価値を幻想しているわけです。赤い色眼鏡をかけて、白いものを「赤だ、赤だ」と言っているようなものです。世の中の「あれは立派、これは悲惨」「あれは良いけど、これは悪い」「あれは素晴らしいが、これは惨め」、「優、劣」というものはすべて欲望の色眼鏡のなす技、幻想であります。

「平和は尊い」「健康は素晴らしい」「長生きは良いことだ」と言って、平和、健康や長寿に大きな価値があるように思うのは、欲望の裏返しの幻影であって、対象にそんな価値は実在していないのです。

そして、欲望の作り出す幻影である価値を求め、私たちは喜んだり、悲しんだり、悩んだり、苦しんだり、つまり、煩悩が出現してくるわけです。これを「迷い」といいます。

阿弥陀様は、「差別智」「分別智」というものに加えて、「無差別智」あるいは「無分別智」という智慧を持っていらっしゃるのです。その智慧によると、山の実態は「空《くう》」であり、川の実態も「空」で、山も川も本質的には何も違わない空ということになります。山と川は別々でなく一体の空です。男も「空」、女も「空」です。大人も子どもも空です。一切が「空」です。「行く」「来る」など動詞で表すことも空です。「白い」「青い」など形容詞で表すものも空です。「色即是空《しきそくぜくう》」とは、このことを言うわけです。別々の「空」がたくさんあるのではありません。全体が一つの「空」であり、別々のものは何もないわけです。全世界が空、全宇宙が一つの空で、二物はありません。空が「ある」とか「ない」とかもありません。「ある」「なし」も空です。空は空っぽという意味ではありません。充実しています。「ある」「なし」を超えてあるのです。とにかく一切が空です。だから、阿弥陀仏には、自他の区別は勿論、自己優先も働きません。欲望も煩悩も一切ないことになります。すると価値を幻想せずに、一切をあるがままに色即是空と正しく見られるわけです。欲望がなく、幻想する価値がなければ一切の優劣がありえないことになります。一切は平等です。「見る」「見ない」の差もありません。「見る側」の主体、「見られる側」の客体もありません。両者は一体の空です。これが阿弥陀様の世界です。涅槃《ねはん》です。

わかりやすく言うと、阿弥陀様は色眼鏡をかけずに、あるがままに正しく見ることができる。凡夫が迷っているのに対して、阿弥陀仏は常に目覚めておられ、常に正義です。説明が難しいのですが、阿弥陀仏が無差別智で観察されるのではなく、実は差別智、無差別智の両者である智慧そのものを阿弥陀仏というのです。

凡夫の優しさと阿弥陀仏の優しさ（慈悲）

話がややこしく難しくなってきました。誤解を恐れず、もう少しわかりやすく話そうと思います。

例えば耳が聞こえないということは、一切を分別智で欲望的に見るわれわれには悲惨に思えます。「補聴器をつけたらどうだろうか」、「人工内耳を造設すると何とかなるのではないか」と、患者に寄り添い、思いやりを働かせますが、実のところそれは「耳が聞こえないのはよくない」という発想から出発しています。つまり、一見耳の聞こえない人を思い遣る視点のようで、その実、否定的に見るいわば軽蔑が出発点ということになります。本当の優しさではありません。

阿弥陀様から見ると、聞こえるも聞こえないも、差はなく平等です。聞こえようと聞こえまいと、優劣がないのですから、全く問題にならないわけです。絶対肯定で、しかもそれは色眼鏡なしの正しい観察の上での正しい判断です。阿弥陀仏が、正義で、絶対肯定であることこそ、本当の優しさ、慈悲であります。

この絶対肯定故に、世に耳の聞こえない人が存在できるわけです。どこかの誰かがこの先、耳が聞こえなくなっていくことのできる道が成立しているわけです。阿弥陀仏は耳の聞こえないことの成立根拠であり、耳の聞こえない人の存在の支え、基盤です。これがなければ耳の聞こえないことが成り立たず、耳の聞こえない人が存在できないのです。ではどうなる、奈落の底に転落すると言うのです。

目が見えないというのも同じです。例えば身近な人の目が見えないことは、私どもにとってとても、厳しすぎるほどの現実です。せめて0・1でも見えないだろうか、せめて白黒の区別くらいはできないだろうか、せめて明るい暗いだけでもわからないだろうかと、あれこれと私たちは悩みますが、阿弥陀様のように欲望の色眼鏡をかけていない立場からすると、見えるも見えないも平等のはずです。しかもそれが正義故に、世の中に目の見えない人が存在できる根拠になるわけです。人が三歳で死ぬことは、私たちには許すことのできない、容認することのできない痛ましい現実ですが、それとて色眼鏡のせいなのです。阿弥陀様が無分別智によって、三歳で死ぬのも百歳まで生きるも平等だとされるのが正義であるところに、三歳で死ぬことのできる基盤があるわけです。

摂取して捨てたまわず。かるがゆえに阿弥陀仏と名づけたてまつる
（『教行信証』「行巻」）

であります。

顛倒の凡夫

われわれ凡夫には、欲望があります。「凡夫とは欲望の塊だ」と言うべきかもしれません。「凡夫とは天然の色眼鏡をかけている者」と定義できるくらいです。ですから、どうしても価値を幻想するのです。医学とて、「健康は良いけれども、病気は良くない」「三歳で死ぬなんてもってのほか」「百歳まで生きるのはめでたいことで良いことだ」と優劣をつけるところから始まっています。科学的事実、真実を尊重するという医学とて、価値を幻想する誤り、見当違い、つまり煩悩から出発しているわけです。医学だけではありません。経済学、商業学、法学、政治学も、あるいは社会のいろいろな制度もすべて欲望の色眼鏡から始まっているわけです。間違いです。

『歎異抄』に、

煩悩具足の凡夫、火宅無常の世界は、よろづのこと、みなもつてそらごとたはごと、まことあることなきに、ただ念仏のみぞまことにておはします

とあります。この「よろづのこと、みなもつてそらごとたはごと、まことあることなき

に」というのは「すべて色眼鏡から始まっている間違い」ということだと思うわけです。道徳・倫理、あるいは私たちの真心に立脚し、良心から来る善悪の判断さえも間違いなのです。色眼鏡から始まっているのです。

よしあしの文字をもしらぬひとはみな　まことのこころなりけるを
善悪の字しりがほは　おおそらごとのかたちなり
（『正像末和讃』）

とは、このことを言うのだと思うわけです。

われわれ凡夫は、徹頭徹尾、間違っています。根元からひっくり返っているのです。「顛倒《てんどう》の凡夫」といわれる理由です。私たちは迷っているのです。阿弥陀仏こそ正義なのです。

凡夫の優しさも立派ではないか？

阿弥陀様が正義だとしても、私たちが間違っているとしても、患者さん方に「どうぞ元気になりますように」「少しでも長生きしてくれますように」というのは、「生きたい、生きたい。病気から治りたい、治りたい」という人にしてみれば、その身に寄り添うものであって、患者側に立つ思い遣りであるから、それはそれで優しく、立派なことではないかと思われるかもしれません。しかし、実は寄り添ってはいないのです。本当の優しさではないのです。

例えば、病院の産科で顔などに大変な奇形のある赤ちゃんが生まれ、急いで新生児室に運ばれてきたとします。主治医や看護師長さんは、「この子は見せ物ではないのだから、他の赤ちゃんの面会者などには余り見られないように、窓から離れた奥の方に収容してあげましょう」、あるいは「個室が空いたら、なるべく早く個室に収容してあげましょう」という思い遣りの心を働かせ、実行してくれます。しかし、優しい心、思い遣りと思えるような主治医や師長さんの行動も、その出発点では「この子は、顔などに奇形がある醜い子だ」という否定があります。切り捨てがあるのです。「奇形は望ましくない」と問題視しなければ、「ねえ、見て見て、可愛いでしょ、いい子でしょ」とみんなに見てもらおうとしても、決して隠そうとする心は働かないはずです。

「思い遣りも心の狭さ」と私は言うのですが、われわれの優しさの出発点には、まず「これは駄目」という否定があるわけです。優しさに見えて、冷酷です。一切を平等とみ

なす慈悲とは対極にあるのです。凡夫には慈悲のかけらもないのです。親鸞でさえ、

小慈小悲《しょうじしょうひ》もなき身にて　有情利益《うじょうりやく》は思うまじ

（『愚禿悲嘆述懐』）

と言われるわけです。

対治と同治

優しさについてもう少し考えてみましょう。以前、『在家仏教』を主宰しておられた加藤辨三郎氏と大阪大学医学部の中川米造教授との対談が医学雑誌に載ったことがあります。その中で加藤辨三郎氏は、対治《たいじ》と同治《どうじ》についてお話しされていました。

加藤氏の説明によると、この「対治」「同治」は仏教の言葉で、例えば、高熱の人に対して氷で冷やして熱を下げるのが対治で、布団をたくさん掛けて温かくして、汗がたくさん出るようにして熱が下がるようにするのが同治だと説明されておりました。あるいは、悲しんでいる人に「何をくよくよしている、元気を出せ」と言って、お尻を叩いて元気を出させることを対治といい、一緒に涙を流すことによって、何となくその人の心の荷を軽くすることを同治というとのことでした。そして、同治の方が対治よりも数段も上だとも

言われておりました。

以来、私も臨床の場で同治に努めようとしていましたが、永い間、対治と同治について誤解しておりました。その誤解に気付いたきっかけの一つは、このような話です。

ある子どもが生まれましたが、片方の脚に病気があり、左右の脚の長さも大きく異なります。そのため歩き始めるのも遅く、歩くようになっても、とても不自由な状態になります。やがて正常の長い脚に過剰の負担がかかり、変形と痛みが始まり、次第に悪化します。お母さんは、子どもを連れて、全国の有名病院を訪れ、「何とか、少しでも改善するように」と懇願しますが、どこへ行っても、はかばかしい結果になりません。毎日子どもの足を撫でながら、「何とかならないか」と涙を流すのでした。そして、子どもが小学校高学年になったある日、その子と母親にこんな会話があったというのです。「お母さん、私のことが好き?」「あなたは、私の大事な子だもの、だ〜い好き」。「じゃあ、私の脚や脚の病気は大好き?」「あなたを、こんなに酷い目に遭わせる病気は大嫌い」とお母さん。すると、子どもは「お母さん、この脚も、脚の病気も、みんな私の体の一部よ。病気の脚を含めて、私全部を好きになってくれたらいいのに」。

「わが子の病気が治りますように」という願いの裏にも、「これではいけない」という否定、言うならば刺《とげ》があるわけです。子どもは毎日毎日、その刺がチクチク刺さるのに耐えているのです。「それでも構わない」という肯定ではないからです。対治です。

同治とは、「それでいい」という絶対肯定、絶対承諾です。「病気など問題外」だという受け入れです。いかなる刺もありません。優劣のある凡夫には不可能なことです。

対治は、その反対です。例えば、わが子が不治の病で手立てのしようがないと言われた父親が途方に暮れて、呆然としているのも、わが子を思う気持ちからではあっても、病気ではいけないというところから出発する対治であり、刺があるのです。刺は子どもにもわかるほど鋭いのです。

息が絶え絶えになり、間もなく死ぬかもしれないわが子に対して、母親は「死んではいけない」、「死ぬな！　死ぬな！」「先生、何とかして」と、狂ったように泣き叫びます。当然です。わが子が死ぬのですから……。しかし、死ぬしか道のない者に「何とか生きて！」と言うのは、今のみなさんのように生きるしか道はない者に「死ね」と言うほどの過酷な注文です。これらはすべて対治なのです。

稀なことですが、呼吸が喘《あえ》ぎ喘ぎになり、いよいよ最期を迎えたわが子に、「ああ、永い間よく頑張ったね～。しんどかったね～、もういい、もういい」と死を認めるお母さんがいらっしゃいます。これこそ同治の部類に入るのだろうと思います。

アメリカの白血病の子どもの母親の書いた手記を読んだことがあります。長い闘病を続けたものの、再発に再発を重ね、ついに使う薬がなくなりました。病院での治療を諦め、わが家で最期を看取ることになります。数日間のわが家の生活を楽しむことはできましたが、いよいよ最期が近づき、喘ぎ喘ぎの呼吸になりました。すると、母親には、その喘ぎの呼吸が、まるで、この子が生まれてくる時の陣痛と同じように思えてきます。陣痛のたびに「よ～し、今度の陣痛で生まれる。頑張れ、頑張れ」「ああ、生まれることができなかった」「よ～し、今度こそ次の陣痛で生まれる。頑張れ、頑張れ」と、お腹の中の子どもに「頑張って生まれて！」と応援したのと同じように、「よし、次の息で死ぬことができる。頑張れ、頑張れ」「ああ、死ぬことができなかった」「よし、今度こそ、次の息で死ぬことができる。頑張れ、頑張れ」と、頑張って死ねと応援するのです。そして、いよいよ最期に息を引き取った時、まるで誕生の大きな産声《うぶごえ》に歓声を挙げたと同じように、お母さんは、「やった！　わが子が死の勝利を勝ち得た」と叫ぶのです。わが子の死を、こんなにも寛大に受け入れる母親に、頭が下がる思いがします。同治とはこの類のものだと思います。

しかし、よく考えてみると、こんな立派なお母さんたちと雖も、「本当は病気が治って元気になってほしいのだが、病気がここまで進んだからには仕方がない。だから、死んでもいい」と言うのであり、心の底から、「死のうと生きようと、そんなことは問題ではない」ということではないのです。まだ優劣の域を出ることができません。本当の同治とは次元が違うのです。

阿弥陀様のことを考えてみてください。阿弥陀様には、もともと欲望の色眼鏡がありません。だから白血病による子どもの死も、「良くないけれども仕方ない」ではありません。「決して望ましいことではないけれども、まあ、いいか」でもありません。親より先に死ぬだなんて、「こんな親不孝なことはない。悪いやつだが、我慢して許してやろう」というのでもないのです。生きるも死ぬも、病気でも健康でも、「どちらも全く優劣はなし。平等だ」であります。「死んでもいい、勿論生きてもいい」で、何のこだわりもなく、どちらになっても「それでいい」であります。色眼鏡なしの正義であり、肯定、承諾であり、優しさです。阿弥陀様の慈悲とはこのことです。真実に基づく絶対肯定です。これこそ同治で、同治故に、病人であることができ、いつか病になることができ、年老いては勿論、若くしてこの世を去ることができる基盤なのです。言い換えると、凡夫が、あるがままの凡夫であることのできる基盤です。阿弥陀仏の同治なくしては、一切は成り立つことができません。同治とは、何物にも妨げられない阿弥陀仏の支えであり、優しさであり、つまり無限の慈悲のことだったのです。加藤辨三郎氏が「同治の方が対治よりも数段上です」と言われたのは、このことを言われていたのだと思います。

医学、医師の私は終始対治

医学は、病気ではいけない、若くして死ぬなどもってのほかだという対治から始まっています。対治は同治の反対です。正義の反対の邪であり、肯定の反対の否定であり、承諾の反対の拒絶です。優しさの反対の敵対であり、恨みであり、軽蔑です。

医学は対治しかできません。勿論、私も同治などできそうにもありません。どんなに親切に対応したところで、それは対治の領域を出ません。所詮、医学は、優しさや、慈悲ではなく、軽蔑、憎しみなど、否定の範疇を出ることができません。幻の価値を幻想し、それに執着《しゅうじゃく》した欲望という色眼鏡からの誤った発想です。医学は優しさでないばかりか、正義でもないわけです。

医師の私も救われている

そう言われても、そう罵《ののし》られても、そうだとわかっていても、それでも、私には患者さんが三歳や五歳で死ぬのは、それでいいとはとても思えない、大問題です。価値を幻想するからです。欲望の色眼鏡をかけているからです。色眼鏡で、ありもしない価値を幻想する故に、それでいいとは思えないのです。煩悩、迷い、顛倒の凡夫であるが故に、いいとは言えないし、思えないのです。どうしても何とか状況を変えたく思い、医学的手段などに手を出すのです。

つまり、私は、正義を通せず、愛や慈悲を差し出せないのです。阿弥陀様と同じ意見にはなれないのです。

浄土真宗に帰すれども　真実の心《しん》はありがたし
虚仮不実《こけふじつ》のわが身にて　清浄《しょうじょう》の心もさらになし
（『正像末和讃』）

であります。しかも「何もする必要がなく、あるがままを正しく容認すればよい」という阿弥陀様の考えを向こうに押しやって、私のよこしまな意見を押し通して、あれこれ医療手段を展開するのです。阿弥陀仏への反逆です。謗法罪《ほうぼうざい》でなくて何でありましょう。謗法罪とは、人間として最も重い罪だと言われています。これが小児科医である私のあるがままの姿です。

阿弥陀様の摂取不捨

ところが、阿弥陀様は、このような私、私の思いや行為を拒絶されません。阿弥陀様への反逆も従順も、正も邪も、優しい、優しくないも、みな「優劣なし、平等」だと、全面的に支えていてくださるわけです。つまり、私をも同治していてくださるわけです。

摂取して捨てたまわず。かるがゆえに阿弥陀仏と名づけたてまつる　（『教行信証』）

であります。これが、私が小児科医たることができ、医療行為のできる根拠です。私自身の正統性の故に医師であることができるのではありません。正当性故に医療行為が成り立っているのではありません。阿弥陀様に反発し、正義に反し、鋭い刺を思い遣りと称するその私を、つまり謗法罪を犯し続ける私を、「謗法罪を犯そうと犯すまいと、そんなことは問題ない」と阿弥陀仏が支えていてくださる故に、私は医師であることができるのです。阿弥陀仏は私が小児科医であることの基盤です。阿弥陀仏という支え、基盤なくしては、小児科医であることも成り立たないのです。奈落の底に転落です。阿弥陀仏は救いです。小児科医の私はこのように救われているのです。

先ほど、人が耳の聞こえないままでいることができるのは、正義の阿弥陀様が「それでいい」と支えていてくださるからだと言いました。あるいは、どこかの誰かが、これから先、耳が聞こえなくなることができるのは、正義の阿弥陀仏の「聞こえる、聞こえないは、問題ではない」という支えに起因していると言いました。私が医者であることができるのも同じ理由です。患者さんが病気になることができるのも、「病気ではいけない」と阿弥陀仏に逆らって治そうとする私たち医師も、どちらも阿弥陀様の同じ支えの上で成り立っているのです。決して自分の正当性に起因するのではありません。

凡夫である私の救い

同じことでも、他人様ではなく、私の子や孫の、例えば目が見えないとか、ガンに侵されているなどの問題なら、私はもっと悲しみ、もっと悩み、もっと狼狽し、もっと途方に暮れるに違いありません。許せないのです。受け入れることができないのです。色眼鏡をかけているからです。煩悩から来る価値観で物事を判断することしかできないからです。迷っているからです。間違っているからです。同治ではない対治しかできないからです。それは本当の優しさではない。本当の愛ではない。本当の慈悲でもない。正義でもありません。

わが子に対して、孫に対して、「それでいい」「そのままでいい」と言えないのは、そんな大きな問題の場合だけではありません。部屋の片付けができていなくても、話す時に口の中に食べ物がたくさん入っていても、不良っぽい服装の友人と付き合うのも、私には受け入れることができません。阿弥陀仏は、あるがままを「それでいい」とすべて丸ごと受け入れてくださる私の子どもや孫に対して、私は何一つ、それでいいとは言えないのです。受け入れることができないのです。同治ではない対治しかできないのです。対治は優しさではありません。憎しみ、拒絶の範疇です。

わが子や孫さえも純粋に愛することができない。これが私のあるがままの姿です。それでも、阿弥陀様はそんな私に対して、「お前に、わが子や孫が愛せるものか」と言わんばかりに、「それで構わない」と、無条件に私を抱きかかえて支えてくださっているのです。優劣のない正義の「無差別智」故です。ここに私が人の親であることができ、孫の爺さんであることができる根拠、基盤、支えがあるわけです。誠に「摂取して捨てたまわず。かるがゆえに阿弥陀仏と名づけたてまつる」であります。

正義も慈悲もない私が、親であることができるのも阿弥陀仏の正義、慈悲、支え、つまり同治故であります。おおよそ人が悩んだり、悲しんだり、苦しんだり、不安に思うのは、阿弥陀様が「それでいい」と言われるすべてを「それではいけない」というところに成り立っています。先ほど言ったように、この反逆は「謗法罪」で、自分の成り立ちに反逆する故に最も重い罪だというのです。その謗法罪を犯し続けている私がなおも、「それでもよい」と、阿弥陀様に支えられているのです。私の一切があるがままでいることのできる根拠です。「摂取して捨てたまわず。かるがゆえに阿弥陀仏と名づけたてまつる」です。

私たち凡夫は、阿弥陀仏の救いを求める前から、すでに救われています。逆に言うと、私どもは、悩むことができ、悲しむことができる基盤が先に与えられているということです。悩む自由、悲しむ自由が与えられているとも言えます。煩悩のまま、阿弥陀様に救われているのです。同治されているのです。私がありのままの私であることのできる根拠です。これこそが阿弥陀様の救いです。この救いがなければ、奈落の底のはずです。奈落の底と言いますが、奈落には底はありません。どこまでも落ち続けます。私の存在そのものが成立しないということです。

阿弥陀仏の懐の中で

以上のことからわかるように、阿弥陀仏の救いは、悩み、苦しみ、悲しみ、痛みなどから救ってくださるのではありません。悩みのまま、悩みと一緒に、苦しみのまま、苦しみと一緒に救ってくださるわけです。救われても、悩み、悲しみ、苦しみは続くのです。煩悩がそのままあるのです。

難思《なんじ》の弘誓《ぐぜい》は難度海《なんどかい》を度《ど》する大船《だいせん》

（『教行信証』総序）

とあります。阿弥陀様の救いとは、例えば、太平洋ほどの大きさの苦しみの海の中で、「助けてくれ～」ともがいていると、クイーンエリザベス号ほどの大きな船が来て、マストの上から、浮輪の付いたロープを下げて、それにつかまるとスッー船の上まで引き上げてくださる。「ああ助かった。太平洋ほどの苦しみの海から救われた」という類とは全く異なります。阿弥陀仏の救いは、苦しみの海ともども救ってくださるのです。なぜなら、凡夫とその人の苦しみは別々のものではないのです。苦しみは、自分が付けている天然の欲望の色眼鏡のなすものです。色眼鏡を付けている限り、どこまで行っても苦しみはなくなりません。苦しみ、悩みは凡夫である限り続きます。煩悩とは大海ほどの大きさです。阿弥陀仏に救われるとは、煩悩のまま救われるということです。だから大船が必要なのです。阿弥陀様の救いとは、

不断煩悩得涅槃《ふだんぼんのうとくねはん》

（『正信偈』）

であります。

煮えたぎる天ぷら油の中で、エビが「熱いよ、熱いよ、助けてくれ」と叫んでいたら、大きな菜箸でつかみ、冷たい皿の上に救い上げてくださるような阿弥陀様の救いを期待しても、そんな救いはありません。阿弥陀様の救いは、天ぷら鍋も、その鍋の中で煮えたぎる天ぷら油も、下のコンロも一緒です。救われても、苦しみの中です。

現生正定聚

救われても苦しみ、悩みなどが続く。では、そんな救いが、どうして救いになるのかを少し話しましょう。例えば、子どもが外で遊んでいて、転んで顔や脛《すね》を擦りむいて、「痛いよ、痛いよ」と泣きながら帰ってきます。お母さんが、「あぁら、転んだのね、よしよし」と抱っこをしてくれます。すると、たちまちに傷が治り、子どもはすっかり元気を取り戻し、ご機嫌になりましたということにはなりません。そうではなくて、傷の痛みは続いているはずです。なのに、母親に抱っこされているだけで、泣いていた子どもは、いつの間にか泣きじゃくるようになり、泣き止み、やがて、お母さんの懐《ふところ》でうとうとと眠るのです。痛みの中に、一つ上の次元の安らぎと、安堵があるからです。

阿弥陀様の救いも、それに似た、苦しみ、痛みの中の安らぎのメカニズムだと思います。悩み、悲しみ、苦しみは、少しも減らないのに、「今、阿弥陀仏の懐の中だ」と納得するところに、安らぎと安堵があるのだと思うのです。この安らぎ、安堵のことを「大《だい》慶《きょう》喜《き》心《しん》」といいます。命のなくなる前に現世で信を得た現生《げんしょう》正定聚《しょうじょうじゅ》の喜びです。

医者ができる、親であることができる、人間であることができるというのは、すべて阿弥陀仏の「それでいい」という支えの上に成り立っています。私が生きているということ、例えば手を挙げれば、阿弥陀様が「ああ、そうか、そうか」と支え、足を出せば「ああ、そうか、そうか」、心臓が鼓動すると、「ああ、そうか、そうか」、呼吸すれば「ああ、そうか、そうか」と阿弥陀仏の支えの連続で、すべて阿弥陀仏の手の上、阿弥陀様の懐の中の話です。あるがままの私が、あるがままに生かされているということです。

阿弥陀様は「病気になるな」とは言われません。病気になっても、「それでいい」であります。優劣がないのですから。それ故に、人はこれから先、病気になることができるわけです。やがて、年老いて呆けてきます。阿弥陀様は「呆けてはいけない。平素から、脳トレをすることが何よりだ」とは言われない。「どんなに呆けても何の問題もない」と支え続けてくださいます。そして、やがて心臓の鼓動が止まります。阿弥陀様は「ああ、とうとう死んだか。ああ、そうか、じゃあ、さようなら」とは言われません。「死んでもお前を離しはしない」と支え続けてくださるところに、私が死んでいくことができる道があるのです。

生きるも、死ぬも、とにかくすべては弥陀の懐の中、阿弥陀仏の手の上の出来事です。

南無阿弥陀仏

この話が理解できなくても、納得できなくても、それでも、弥陀の懐の中、手の上でありります。実は阿弥陀仏の懐、手、つまり救っているという連続的能動的動作こそ阿弥陀仏のことです。

阿弥陀仏は即ち是《これ》その行《ぎょう》なり　（『教行信証』「行巻」）

の通りです。そして私にとって、懐、手に救われ続けているという連続的受動的動作が「南無阿弥陀仏」です。だから阿弥陀仏も南無阿弥陀仏もそこに起こっている現象はひとつで、それが能動的立場からは阿弥陀仏、受動的立場から南無阿弥陀仏です。

そのことをハッと解るのを「信を得る」といいます。信を得ると、永遠の昔から、勿論信を得る遥か前の永遠の昔から、永遠の未来に向かって、何があっても、自分は救われ続け、つまり無限の昔から、無限の未来に向かって「南無阿弥陀仏」であることが解ります。私の母親は、何年もの苦闘の末、八十歳近くになってやっと信を得ることができました。迷いから目覚めることができました。その母の詩に、

ながながと　迷いの夢にうなされて　覚めて嬉しや　親の懐

というのがあります。その通りだと思います。信を得てみると、迷いから目覚めてみると、ゆるぎない阿弥陀仏の基盤の上だと、ホッと安心することができるのです。その確信と安心が大慶喜心で、身も心も阿弥陀仏の懐の中だという思いが口からこぼれ出たのが口《く》称念仏《しょうねんぶつ》の「南無阿弥陀仏」です。信を得ることの大切さはここにあります。信なくして口称念仏はありえず、いわゆる空《から》念仏と言われるのです。

不治の病の子どもも、医者の私もみんな阿弥陀様の懐の中であるというのが、私の今日のお話の趣旨です。ありがとうございました。

救われるとは
――医師・富士川游の先見と願い――

松田正典

はじめに

富士川游《ふじかわゆう》（一八六五〜一九四〇）は、医科学者としては歴史に名を留めた方であった。また他方では、仏法者として一隅を照らすことに徹した方であった。しかし、仏教への確信とその願いは、人類史的視野に立つ、驚くべきスケールの、正《まさ》しく大法宣布《だいほうせんぷ》の獅子吼《ししく》であった。傍証という形になるが、些《いささ》かその一端を順序立てて紹介したい。

(1) 富士川の留学した頃のドイツ

富士川游の留学（一八九八〜一九〇〇）の頃のドイツは、ドイツ史上でも傑出した偉人が現れた時代であった。音楽界では楽聖ルートビッヒ・ヴァン・ベートーベン（一七七〇〜一八二七）が現れ、科学界ではヘルマン・フォン・ヘルムホルツ（一八二一〜一八九四）が世界に名を馳せた時代であった。ヘルムホルツは、「熱力学の第一法則」を発見した物理学者として、大学の物理学教科書に登場する人物である。ところが、彼は医師であり生理学者でもあった。ヘルムホルツの偉大な功績をたたえて、公益法人ドイツ研究センター・ヘルムホルツ協会という現代ドイツを代表する研究組織がある。近年のデータでは、一六の組織から成り、研究者九〇〇〇人、客員研究員四五〇〇人を誇っている。

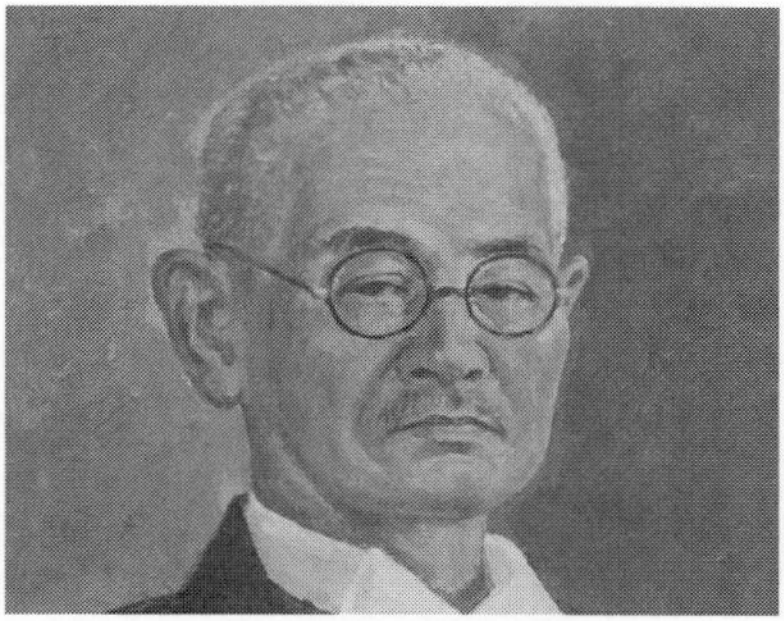

富士川游先生の肖像画（作者不明）

富士川がドイツに留学した頃は、医師であり、生理学と物理学で優れた研究成果を上げたヘルムホルツの活躍した時代であった。一五一七年、マルティン・ルター（一四八三～一五四六）によるキリスト教の宗教改革が起こり、ドイツはプロテスタンティズムの旗手となった。富士川は、科学界の巨人とキリスト教文明の新しい巨流とに圧倒されたに相違ない。

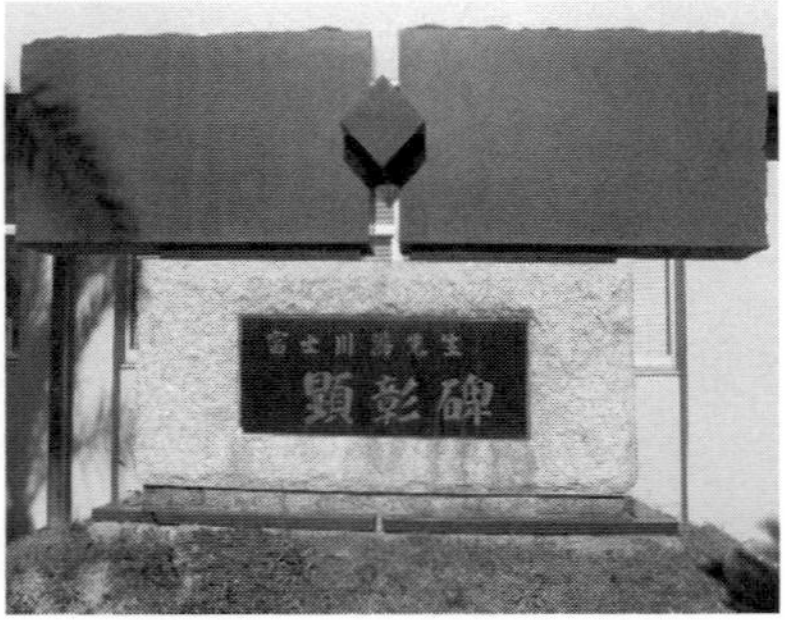

広島大学医学部「富士川游先生顕彰碑」

歴史上の先人にうかがうと、新文明の巨流に遭遇した人の人生の選択には二つあることがわかる。一つは圧倒される文明に心酔して新しいアイデンティティを構築していく人。一つは、自らの育った文明を掘り下げ、自己のアイデンティティを明瞭にしていく人。富士川は、後者を選んだ方であった。前者の例には、プロテスタント・バルト神学の継承者となった九州大学教授滝沢克己（一九〇九～一九八四）がいる。

⑵エルンスト・ヘッケルとの出遇い

富士川がイェーナ大学に留学された頃、同大学にはエルンスト・ハインリッヒ・ヘッケル教授（一八三四〜一九一九）がいた。彼は、医師であり、生物学者であり、哲学者であり、ダーウインの『進化論』の啓蒙者であった。直接指導を受けられたかどうかはわからないが、ヘッケル五五歳、富士川三四歳の出遇いである。師弟の可能性は高い。富士川は二年間の留学で、ドクトル・メヂティーネ（医学博士）を取得されている。短期間に高い評価を得られたことが窺える。

この時代、チャールズ・ロバート・ダーウイン（一八〇九〜一八八二）の発表した『種の起源』（一八五九）が、世界に衝撃を与えていた。宗教改革者マルティン・ルターに始まるドイツ福音《ふくいん》主義の流れは、ダーウインの進化論を認めなかった。ヘッケルは、ダーウインの進化論をドイツに広めた人として知られている。つまり、科学と対立する福音主義（エバンゲリッシュ、キリスト教原理主義）に納得できない医師・生物学者と、富士川は出遇っていたのである。次節で紹介するように、三四歳の若さで、高度な哲学的論議がなされたことに驚かされる。昔の若者は精神年齢が高かったとは、しばしば耳にしたところであるが、それにしても深く先鋭な議論に驚くほかない。また、アルトゥル・ショウーペンハウワー（一七八八〜一八六〇）という「インド哲学の精髄を明晰に語り尽くした」思想家（後世の評価）が現れ、その思想の影響を受けたフリードリッヒ・ニーチェ（一八四四～一九〇〇）が『ツァラトゥストラはかく語りき』を著した時代であった。この時代はドイツ実存主義哲学の興隆期でもあった。

富士川游の先見──知識人の無宗教化への危惧

(1)アインシュタインの苦悩

富士川の先見性を語る前に、アルバート・アインシュタイン（一八七九～一九五五）の苦悩について紹介したい。

「科学を無視した宗教はドグマでしかない。宗教を見失った科学は傲慢である。」

（注）ドグマと傲慢は、原文では身体障碍が比喩的に用いられている為、意訳した。

アインシュタインは、『量子力学』の登場に対し、「神がサイコロを振る筈がない」と認めようとしなかった。『ビッグバン宇宙論』に対し、「神の造り給うた宇宙は、膨張しつつも定常でなければならない」と認めなかった。いずれも正しいことが検証された。ここにアインシュタインの苦悩があった。米国キリスト教福音主義は、ダーウインの「進化論」

を認めず、バージニア州以南では中学校・高等学校の教科書への掲載を認めない。

(2)富士川游の先見と使命への目覚め

著書『医術と宗教』(第一書房一九三七、書肆心水社二〇一〇)に、次のように述べておられる。

カール・ヘッケルは「今日でもなお、宗教が神の概念に結合することが必要であり又宗教は神の概念に関係するのであるということを信じているものが少なくない。しかしながら、インドの宗教すなわち仏教の如きは明らかに宗教の性質を有しておりながら仏教には神の観点を有しておらぬ」と言っておる。ここに神の観点というのはキリスト教における神(Gott)の思考を指すのであることは言うまでもない。いかにも仏教にはキリスト教に説くような全智・全能の創造神の思考は無いのみならず、仏教の開祖たる釈尊は明らかにかような人格神を否定せられたのである。

カール・ヘッケルという人物は見つからないので、カールとはエルンスト・ハインリッヒ・ヘッケルの愛称であった可能性が高い。ダーウインの「進化論」の立証によって、人類は「祈りの宗教」の破綻に直面した。その結果、富士川は、有識者は無宗教化すると予測し、危惧した。そして、ヘッケルとの対論を通して、あらためて、大乗仏教の使命に目覚められたことが窺える。

人間の救いとは何か

(1) 現代人の宗教観

現代、宗教とは「神仏に、無病息災を祈る」ことと思っている人が大部分である。つまり救いとは「無病息災」の人生を賦与されるということになる。

地球上の大事件は、瞬時にネットで共有される時代である。「私は常日頃から、神にお祈りしていたから、東日本大震災に遭わなくて済んだ」というのは、宗教心というよりもエゴイズムに過ぎないということが、知識人には見えてしまう。宇宙物理学の研究者は、このような大震災が起こらなくても、一切の無常は既に見えているのである。

観山正見氏(元国立天文台長、真宗本願寺派僧侶)は、「欧米の宇宙物理学者は、幼い頃洗礼を受けてクリスチャン・ネームを持っているが、皆、無神論者になっている。私は親鸞聖人のお蔭で、こうして僧衣を纏いお勤めをすることができる」と言っておられた。「一切は無常である」とは、釈迦牟尼世尊の第一義諦であった。

(2)「罪福信《ざいふくしん》」の内省

親鸞聖人が「祈りの宗教」をどう見ておられたかは、『恵信尼消息《えしんにしょうそく》』(晩年の恵信尼公が娘・覚信尼に宛てた手紙)第三通「寛喜三年四月十四日の記」に伝えられている。その一部を以下に現代訳する。

寛喜《かんぎ》三年四月十四日のこと、風邪をひいて臥しておられた親鸞聖人がお苦しみのなかから「ほんとうはそうであろう」と仰せになりますので、「どうかなさいましたか。うわごとでも申されたのですか」と申しますと、「うわごとではない。床について二日目から、『大無量寿経』をたて続けに読んでいる。たまたま目を閉じると、お経の文字が全部、はっきりとみえる。なんともこれは納得できないことだ。「人の執心、自力の心はよくよく思慮あるべし」と仰せになって「経」の読誦をお止めになりました。

つまり、「人間のはからいの心、自力の執心は何と深い心であろうか、よくよく心得ねばならない」と仰せになったと伝えておられる。寛喜二年（一二三〇年）から二年にわたり、大変な冷夏に見舞われ「天下の人種三分の一失」する大飢饉（寛喜の飢饉）が発生したと伝えられる（『立川寺年代記』）。藤原定家の『明月記』にも惨状が詳述されている。ミニ氷期（太陽活動の停滞期）が、平安末期から江戸時代まで、約千年間続いたことが、花粉の化石から解明されている。ミニ氷期の始まりと終わりに、急激な気候変動による飢饉にみまわれている。平安末期の日本の人口は約五百万人と推量されているから、百五十万人もの人が餓死し、京都と鎌倉の路地に死体が溢れたという。

比叡山延暦寺の僧は鎮護国家を祈ること（加持祈祷）が公人としての任務であるから、親鸞聖人も熱病の最中、思わず知らず大飢饉に苦しむ人々の救済を祈って『大無量寿経』を読誦する自身にお気づきになり、深く慚愧《ざんぎ》なさったことが窺える。

富士川は、大乗仏教を釈迦教と弥陀教に分類し、弥陀教を解説している。そして「親鸞聖人の宗教」を勧める。（『仏教の神髄』法爾社一九二三）

親鸞聖人は、『高僧和讃――龍樹菩薩』に、次のように詠われる。

生死《しょうじ》の苦海《くかい》ほとりなし　久《ひさ》しく沈《しず》めるわれらをば
弥《み》陀《だ》弘誓《ぐぜい》のふねのみぞ　乗《の》せて必《かなら》ずわたしける

すなわち、人間の抱える闇とは、生死の苦海を虚しく流転《るてん》することであり、人間の救いとは、生死の苦を縁として真実功徳に出遇うことである。

富士川游の願い――「新一元論」について

(1) 宗教哲学上の論題

富士川は、一九一六年に『新一元論』という論考を『中央公論』に発表している。この論考は手に入らないが、宗教哲学上の論題からその意を汲み取ることができる。

（特　徴）　（主　題）

①多元論の宗教（多神教）――あらゆる生命に神が宿る　〈神々の加護を祈る
……アニミズム

②二元論の宗教（一神教）――万物の造施主　〈神の恩寵を祈る
……ユダヤ教、キリスト教、イスラム教、日本神道

③一元論の宗教（絶対無）――有無の二見を超える　〈縁起の覚醒
……仏教、キリスト教神秘主義

二元論は「恩寵他力」、一元論は「本願他力」と表してよいであろう。キリスト教は、一元論を徹底的に排斥した歴史をもつ。仏教は、二元論との異なりを簡《えら》んでも排斥しない歴史をもつ。恩寵を祈る心は、己の罪福を信ずる心である。恩寵を歓ぶ心は、縁起（恩徳）への覚醒である。「祈りの念」は人間の素朴な感性であり、否定されるべきものではない。親鸞聖人は、内観慚愧されるべき心と見ておられる。『大無量寿経』には、仏の恩寵を祈る心を「罪福を信ず」とし、本願信ずる真実信に非ずと説く。阿弥陀仏の誓願「一切衆生摂取不捨」は、罪福信ずる行者も包摂し、普賢の願を行じたまうのである。罪福信を内観し慚愧する心は、先述の『恵信尼消息』のみならず、親鸞聖人の次の和讃（高田派専修寺蔵『正像末和讃《しょうぞうまつわさん》』初稿本）にも窺うことができる。

不了仏智《ふりょうぶっち》のしるしには　如来《にょらい》の諸智《しょち》を疑惑《ぎわく》して
罪福信《ざいふくしん》じ善本《ぜんぽん》を　たのめば辺地《へんじ》にとまるなり

親鸞聖人は、息子・善鸞を義絶なさった頃、このように「愚禿述懐《ぐとくじゅっかい》」なさったことが伝えられる。島地大等編『聖典』に掲載の和讃は「文明本」（蓮如上人編）である。「仏智《ぶっち》疑惑《ぎわく》」と改題されている。神仏に恩寵を祈る心、罪福信ずる心は、外に見てこれを裁くのでなく、内観慚愧されるべき心と教えられる。

(2)富士川游の「新一元論」

富士川游は、『中央公論』一九一六年五月号に、「新一元論」として既にこの論題を見出し、仏教徒の果たすべき使命に生きた方であった。富士川の「新一元論」とは、ドイツ留学で出遇ったマイスター・エックハルト（一二六〇～一三二八）の「キリスト教一元論」（神秘主義）と区別して「新」という言葉を付せられたことが判る。〔参考　鈴木大拙著、坂東性純訳『神秘主義――キリスト教と仏教』（岩波文庫二〇二〇）桑原正彦、田畑正久編『富士川游の世界』（本願寺出版社二〇二二）〕

『涅槃経《ねはんぎょう》』の「一切衆生悉有仏性《いっさいしゅじょうしつうぶっしょう》」は、わが国では「草木国土悉皆成仏《そうもくこくどしっかいじょうぶつ》」という自然観となった。これを、鈴木大拙は「日本的霊性」と呼ぶ。そして、エックハルトの境涯との一致を語った。エックハルトのキリスト教神秘主義とは、一元的汎神論を指す。

「釈迦懸記《しゃかけんき》」によって親鸞は次のような和讃を作っている。(『高僧和讃』)

南天竺《なんてんじく》に比丘《びく》あらん　龍樹菩薩《りゅうじゅぼさつ》となづくべし

有無《うむ》の邪見《じゃけん》を破《は》すべしと　世尊はかねて説きたまう

龍樹菩薩の「空《くう》」の思想は、「罪福信」の克服という人類史的意義をもつ。親鸞聖人が七高僧の第三祖と称えられる曇鸞大師が、世親の『浄土論』の玄義として龍樹の『易行品《いぎょうぼん》』を頂戴された御心は、正しく『大無量寿経』の将来の衆生への永久なる「ウパデーサ」であった。ウパデーサ(優波提舎)とは「釈迦の教えをその時代の人々に近づけて説く」の意(山口益『世親の浄土論』一九六六)。(注、旧訳では天親、新訳では世親。)

また、晩年のアルバート・アインシュタインの講演録に次の言葉が遺されている。

「現代科学社会のニーズに応える宗教があるとすれば、それは仏教である。」

「宗教には三つのステージがある。

第一ステージは、恐れの宗教である。〈多元論(アニミズム)〉

第二ステージは、社会倫理の宗教である。〈二元論(一神教)〉

第三ステージは、コスミック・レリジョンである。」〈一元論〉

「私は、コスミック・レリジョンは仏教であることを、アルトゥル・ショーペンハウワーから学んだ。」

（注）〈 〉は、松田の補足。

(3)富士川游の願い

富士川游は、著書『金剛心』（洛陽堂一九一六）の序文に、次のように述べている。

私がこの小編を公にした趣意は、今の世の新しい学問をした連中、殊に私共のような自然科学的の学術に従事しておる人々に、親鸞聖人の宗教をすすめたいがためでありす。（中略）私の熱心なる希望にもとづくためであります。

アインシュタインに先駆すること半世紀。あらためて富士川游の先見性に驚かされる。

(4)「絶対無と絶対有について」の西田幾多郎の論考

絶対の無なるが故に、絶対の有であるのである。絶対の無にして有なるが故に、能わざる所なく、知らざる所ない全智全能である。故に、私は仏あって衆生あり、衆生あって仏があると云うのである。（中略）絶対とは単に無対立的なものでない。絶対否定を含むものである。（中略）絶対は、どこまでも自己否定に於いて自己を有つ。どこまでも相対的に自己自身を翻す所に真の絶対がある。真の絶対的一は真の個別的多に於いて自己自身を有つのである。〈如来〉はどこまでも自己否定的にこの世界に於いてあるのである。この意味に於いて〈如来〉はどこまでも内在的である。故に〈如来〉はこの世界に於いて、どこにも無いと共にどこにも有らざる所なしということができる。仏教では、金剛経にかかる背理を即非の論理を以て表現して居る（鈴木大拙）。真の絶対有は、無限に創造的でなければならない。どこまでも歴史的現実でなければならない。

（西田幾多郎全集第十一巻『場所的論理と宗教的世界観』）

（注）〈如来〉は原文では神。仏教における「神」は、深い精神作用を指す。

仏教には、万物の造施主としての神の概念はない。西田幾多郎のこの論は、親鸞聖人の『唯信鈔文意《ゆいしんしょうもんい》』に伝えられる「真如法性論《しんにょほっしょうろん》」を基とするものと思われる。併せ読むとき、大乗仏教の本質を窺い知ることができる。

ヘーゲルは、テーゼ（絶対）とアンチテーゼ（相対）の矛盾の止揚という弁証論（三段階論）を立てた。西田は「テーゼとアンチテーゼとで存在そのものが成り立つ」ことを「絶対弁証論」と呼んだ。つまり、大乗仏教の「真如法性論」は、「絶対無」と「絶対有」の絶対弁証論である。

おわりに――他力の宗旨の乱れ

(1) 自力と他力

現代、「他力」とは神仏の恩寵であり、「自力」とは神仏の恩寵を祈らず、自身の力を頼りとすることと思っている人が殆どであろう。しかし、『歎異抄』前序に、著者・唯円房は次のように謳う。

ひそかに愚案《ぐあん》をめぐらしてほぼ古今《ここん》を勘《かんが》うるに、先師《せんし》の口伝《くでん》の真信《しんしん》に異なることを歎き、後学相続《こうがくそうぞく》の疑惑《ぎわく》有ることを思うに、幸いに有縁《うえん》の知識《ちしき》に依らずば、争《いか》でか易行《いぎょう》の一門に入ることを得ん哉。全く自見《じけん》の覚悟《かくご》を以て他力《たりき》の宗旨《しゅうし》を乱ること莫れ。よって故親鸞聖人の御物語《おんものがたり》の趣《おもむき》、耳の底に留まるところいささか之を註《しる》す。偏《ひとえ》に同心《どうしん》行者《ぎょうじゃ》の不審を散んぜんが為なりと、云々。

富士川游の「歎異《たんに》の心《こころ》」は、人類史と共にある課題なのである。「自力・他力」は、曇鸞大師（四七六〜五四二）の造語であるが、通俗語として用いられる言葉でもある。解りやすさの反面、後世に誤解の流布という禍根を遺す所となった。現代語としての「他力本願」の語彙がそれである。曇鸞大師は天親菩薩造『浄土論』の註釈にあたり「自力・他力」を用いられたのであるから、『浄土論』にその正しい語彙を求められねばならない。『浄土論』には、他力は「本願力」（法蔵菩薩の「一切衆生救済の誓願」のはたらき）を指すと頂戴できる。「自力」に相当する語は見当たらない。天親菩薩造『唯識三十頌』に「自力」に相当する言葉がある。『浄土論』と『唯識三十頌』は、天親菩薩の作であるから、親鸞聖人は、どちらもお読みになったに相違ない。

(2)天親菩薩造の『唯識三十頌』の相図

第三能変	【眼・耳・鼻・舌・身】	前五識
	【意識】	第六識
第二能変	【マナ識】	第七識

初能変　【アラヤ識】第八識

能変（パリナーマ）は、能動的にその人を変えその人の世界を変える力用《りきゆう》。マナの意訳は恒審思量《ごうしんしりょう》。恒《つね》に審《つまび》らかに思い量る。アラヤの意訳は無尽蔵。無漏《むろ》の種子《しゅうじ》（仏性）と有漏《うろ》の種子（悪性）を無尽に所蔵するの義。

マナ識は、

四煩悩《しぼんのう》と常に倶《とも》なり

いわく　我痴《がち》と我見《がけん》と

併びに我慢《がまん》と我愛《があい》なり

と詠われている。（太田久紀『唯識三十頌要講』中山書房仏書林）

親鸞聖人は、天親菩薩のこの論に基づいて、次のように頂戴されたと推量されるのである。

自力のこころをすつといふは、やうやうさまざまの大小《だいしょう》の聖人《しょうにん》・善悪《ぜんあく》の凡夫《ぼんぶ》のみづからが身をよしと思ふ心をすて身をたのまずあしき心をさがしくかへりみず、また人をよしあしと思う心をすてて、一向《いっこう》に具縛《ぐばく》の凡愚《ぼんぐ》・屠沽《とこ》の下類《げるい》、無碍光仏《むげこうぶつ》の不可思議の誓願《せいがん》・広大智慧の名号《みょうごう》を信楽《しんぎょう》すれば、煩悩《ぼんのう》を具足しながら無上大涅槃《むじょうだいねはん》にいたるなり。（『唯信鈔文意』）

すなわち、「自力の心」とは、我痴（自らが身を善しと思う心）〈善人意識〉、我見（身を頼む心）〈自己過信〉、我慢（悪しき心を賢しく顧みる心）〈自己卑下〉、我愛（人を善し悪しと思う心）〈自己中心〉である。〈　〉は細川巌の現代訳である。

したがって「すつ」とは廃るの意味である。

曇鸞大師の比喩に「千歳の暗室」とある。（『教行信証』化身土巻引文）

「自力のこころ」（定散心《じょうさんしん》）を縁として如来本願に遇い、暗室に仏智の光明が届くことである。「道光明朗《どうこうみょうろう》」なる世界が開かれることである。（曽我量深『歎異抄聴記』東本願寺）

「個の自覚」としての絶対弁証論は、善導大師の「二種の深信《じんしん》」である。この心を、浅原才市（一八五〇～一九三二）は、次のように詠う。

わたしゃ罪でも、六字の慚愧
わたしゃ罪でも、六字の歓喜《かんぎ》
慚愧、歓喜のなむあみだぶつ

「世界観」としての絶対弁証論は、親鸞聖人の「真仏土《しんぶつど》・化身土《けしんど》」である。その心を才市は詠う。

慚愧、歓喜は法《ほう》の宝《たから》で
世界国土が、皆慚愧
世界国土が、皆歓喜
慚愧、歓喜のなむあみだぶつ

（藤秀璻『宗教詩人才市』〈法蔵館〉、鈴木大拙『妙好人浅原才市集』〈法蔵館〉）

富士川は、晩年、二〇歳若い藤秀璻（一八八五〜一九八三）のお寺（広島市寺町徳応寺）を度々訪ね、仏法讃嘆したと伝えられる。富士川の著した『新選妙好人伝《しんせんみょうこうにんでん》』（序文に一九三六年一〇月とある。一九七一年、大蔵出版より再版）が影響して、藤秀璻の浅原才市の発見に繋がったことを窺い知ることができる。

富士川游の勧める宗教は、著書に謳われるように、徹底して『大無量寿経』と、それに基づく親鸞聖人の宗教なのである。（『真実乃宗教』〈法爾社一九二二〉、『仏教の神髄』〈法爾社一九二三〉）

一九一六年、「親鸞聖人賛仰会」を組織され、聞法（自信教人信《じしんきょうにんしん》）をお勧めになった。小生は、そのお勧めに随った者の一人である。お蔭で、有機化学者で仏法者であった細川巌（一九一九～一九九六）に値遇を得た。深謝に堪えない。

桑原正彦・田畑正久編『富士川游の世界——医学史、医療倫理、そして宗教』（本願寺出版社）が、二〇二一年に刊行されたことを特筆しておきたい。

謝辞

七年間でありましたが、ビハーラ医療団には多くのことを学ばせて頂きました。田代俊孝先生と田畑正久先生、志慶眞文雄先生を通して、ビハーラ医療団の活動を知り、孤軍奮闘であった富士川游先生はどれほど歓ばれることであろうかと思い至りました。以来、富士川先生の事績をビハーラ医療団のご関係の皆様にご紹介したいと考え、種々取り組んで参った次第でした。これを以て、小生の務めを終わらせて頂きます。耳傾けて頂きましたことに心より御礼を申し上げます。

富士川游に学ぶ医療と仏教の協働

田畑正久

はじめに

富士川游（慶應元年（一八六五年）―昭和一五年（一九四〇年））は広島市出身の医学者、医学史家です。明治・大正・昭和の初めに活動されました。人となりを紹介します。

一八七九年、藩校浅野学校（現・修道高等学校）から広島県立中学（現・国泰寺高等学校）に転学を経て一八八七年、広島医学校（現・広島大学医学部）卒業第一期生。上京し明治生命保険の保険医となる。傍ら中外医事新報社に入社。所属する出版社から多数の医学雑誌を創刊、一八九〇年、第一回日本医学会では記録幹事を務めた。この頃から、「医学という学問が進み、技術がいかに進んでも、医道が確立されていなければ、十分ということはできない」と、日本医史学という前人未踏の分野に挑む。

一八九八年、ドイツ・イエナ大学に留学。ドクトル・メディチーネの学位を取得。一九〇四年、太古から明治中期に至るまでの日本医学の発達変遷を詳細かつ系統的に述べた『日本医学史』を完成。日本の医史学が初めて確立された。同書はのち一九一二年、帝国学士院（日本学士院）が創設した恩賜賞を受賞した。一九一四年、文学博士の称号を得て多くの帝国大学、慶應義塾大学で医学史を講じた。

一九〇六年、東洋大学教授。一九一二年、『日本医学史』に次ぐ第二の巨弾『日本疾病史』を刊行。これにより一九一五年、医学博士の称号を得る。この頃から宗教面での活動も目立つようになる。

一九二一年、日本女子大学などと共に日本で最初に社会事業教育を行う東洋大学社会事業科初代科長就任。一九二二年、鎌倉中学校（現・鎌倉学園高等学校）を設立し初代校長。一九二五年、大阪のプラトン社が「婦人文化、家庭文化の向上、児童の健全育成、宗教による精神文化の向上」を目的とする研究機関「中山文化研究所」を併設。富士川は所長に招かれる。医学雑誌のみならず婦人雑誌、家庭雑誌、看護婦雑誌、新聞の家庭医学欄など、自身が手掛け、或いは協力して出した出版物は千数百件を超える。医学者であると同時に医学ジャーナリズムの開拓者、医学ジャーナリストの草分けでもあった。一九四〇年、胆石病で逝去。享年七五歳。

広島医師会関係者が富士川游医師を顕彰する取り組みを企画しており、加わってくれないかという松田正典広大名誉教授（広大仏教青年会理事）よりお誘いがあり参加することになりました。

医学・医療関係だけで顕彰するよりは、仏教（主に浄土真宗）との関わりを先駆的に取り組まれたことを表に出すということでは顕彰するに意義があり、西本願寺出版部の人に相談をして、賛同を得て企画が動き出しました。

医術と宗教

富士川游医師（以後富士川と敬称を略す）の著書に『医術と宗教』があり、その中より文章を示しながら発表させていただきます。

医学は全人を対象としてその生活状況の全体を対象とするから科学的な観察、哲学的の観察を除きて人間の全像を知ることは到底不可能である。（四二頁）

と言われて、

医家が病人に対して、相当の信頼を受け、その職務を十分遺憾なく尽くすためには、（中略）自然科学の方法によりてその目的を達することができる。（八二頁）

（中略）また精神的の人間であるという事を知り、それに対してその方術を適正に施すためには自然科学と哲学との外に、大いに宗教の力に依らねばならぬのである。（八四頁）

令和の時代でも医学は病気の局所を診て、病人の全体を診る視点が欠ける傾向にあるのを、明治のドイツ医学を日本も移入する初期の頃から病人全体と診る視点の大事さを指摘されています。医学の飛躍的な進歩の中で宗教の関わりの機会がほとんどなくなっていった日本の医療界へ、生老病死《しょうろうびょうし》の四苦の取り組みは医療と仏教の共通の課題であり、その大事さを主張されたが、富国強兵の時代に賛同する動きはすくなかったようであります。

黒川清東京大学名誉教授は、「ベルツの『遺言』、日本に『学術の樹』を」の中でベルツの発言を「西欧各国が日本に送った教師は西洋文化の蓄積を伝えようとしたが、日本人は教師を科学の果実を切り売りする人として取り扱われたのです」、「日本では科学の『成果』のみを彼らから受け取ろうとして、成果をもたらした精神を学ぼうとはしなかった」と引用しています。

ドイツ医学を日本に伝えるに大きな貢献をされたベルツ博士は、来日二〇年後頃に講演の中でドイツ（西洋）医学の背後には哲学・宗教文化の背景の在ることを学んでほしいとの発言をされています。しかし、その後の医療界の動向は宗教性を抜きに展開されていきました。

日本の医学・医療界の哲学・宗教への配慮のなさを富士川は、

宗教と名付けられるものは科学、哲学及び芸術と並びて人間文化の四大要素とせらるべきもので、もしこれまでに人間に宗教と名付けらるるものが無かったらば、その文化が今日のように高等の域に発展することは無かったであろう。また現在にありてももし人間に宗教が無かったらば、その生活は物質的・器械的にして寂寛の状を呈し、暖かい情味に欠けたものに終わるであろう。したがって人間の文化の発展の上に多大

の障碍を表わすことは言うまでもないことと思う。（八四頁）

と記しています。

仏教は分別思考からいうといわば異質な世界です。私の思考が異質な仏智に触れることで、私の思考を絶対化していたのが相対化されて、人間の分別思考では知ることのできない人間像に気づかされるのです。医療者自身の人生を豊かなものにするためと同時に、病気を診るのではなく病人の全体像を把握するためには医療人には宗教的素養が求められるという発言をされています。

宗教の心

富士川は人間の苦悩、そして苦の本質を仏智で次のように受けとめて記しています。

道徳的に内観にありて、（中略）自覚したる醜悪・羸劣《るいれつ》の自分を改めて善良のものにしようと努力するのが道徳の本旨とせらるるのである。（中略）内観せられたる自分は思惟の上にあらわれたる自分である。そこに実際に幾多の矛盾を生じ、それが為に苦悩に苦悩を重ねるのである。そうしてかくの如き道徳上の苦悩を除くがために現れ

るのが宗教の心である。（一五八頁）

我々人間の生活はまことに苦悩に満ちたるものである。しかしながら、かように苦悩となづけられるものが我々人間の生活の全体で、もしこれを除くときは後に何物も残らぬのが現状である。生命があればすなわち苦悩があり、苦悩を除き去れば生命が無くなるのである。却ってその苦悩に直面して明らかにその真相を知るところにあらわるるところの一種特別の感情にもとづきて宗教の心が起こるのである。（二〇四頁）

道徳的な反省の届かない領域を富士川は「宗教の心」と表現されています。苦悩は生きていく上で避けられない現実です。老病死に由来する苦悩と同時に社会生活に居ても苦（思い通りにならない）を避けることはできません。普通の思考では自分の周囲に苦の原因を探し、それを解決しよう、無くそうと取り組みます。そして取り巻く周囲の要因を、自分の思いに沿うように改変して苦を除き、安心しようと努力しています。仏教はあなたが苦悩するのは、周囲の要件もあるが、それ以上に周囲の要件をどう受け止めるかの意識・心の問題が重要な点だと指摘します。

周囲の要件を解決乃至満たしてもそれはいつの間にか当たり前、当然として、次なる関心事に気持ちが移ってゆく、そして迷いを繰り返しているでしょう。いわばその意識、煩悩性が課題なのです。それゆえにどこまでいっても苦の連鎖が続くと見破って、迷いの思考を超える道を仏の智慧として教えるのが仏教です。生老病死の四苦を超える道としての智慧を我々に届けようとするのが浄土の教えです。仏の智慧の転悪成善《てんあくじょうぜん》の働きが医療では解決のつかない四苦を超えて、現実を受け止めて人生を生ききる道へ導く仏教を富士川は感得して勧めているのです。

宗教の心は何れの人々にも必要のものである中に、殊《こと》に医家は済生恵人を目的とするところの医術を実行するものであり、日常精神的にも身体的にも又社会的にも低格（∴弱い立場）となれるところの病人に摂するのであるから、死生の問題を始めとして、すべてに明瞭なる宗教的の思索を有し、また宗教的人格として仁慈・謙虚・忍辱《にんにく》の行《ぎょう》をなすことを要するが故に、医家がその術を施すにあたりて、宗教の心をあらわすことの重要は更に論ずることをまたぬのである。（二一七頁）

医療は局所の病気を解決すれば、それ以上は患者には用はないということになります。しかし、病気が患者の日常生活、生活習慣、生活環境、社会環境に関係することも多くあります。また病気によっては生命に別条をきたす場合もあります。個人の病状が社会環境の病状を顕していることも考えられます。

現在、日本人の死亡原因の一位、約三十数パーセントが悪性腫瘍です。病名告知の後、病・死に直面する患者に仏教の素養無しで本当に寄り添えているでしょうか。生活習慣病にも医療が関わることが多く、「健康で長生き」を患者と共に取り組みますが、医学は科学的思考で量的な面での取り組み実施がなされるが、人生の全体を見据えた質的な面での配慮に欠ける傾向があるように思われます。富士川は医療に携わる者への生きる姿勢や行動を正す鏡として宗教を示されています。

如何にして善く死ぬべきか

その苦悩に直面して明らかにその真相を知るところにあらわるるところの一種特別の感情にもとづきて宗教の心が起こるのである。もし既に宗教の心があらわれる時は実際苦悩に左右せられる心が、変化して苦悩に左右せられざるようになる。ここにいわゆる苦悩の浄化が行われるので、しかもそれは決して苦悩の心が消えてしまうのでは

ない。（二〇四頁）

「宗教の心」「浄化」として、普遍的な宗教・仏教の「悟り、目覚め、気づき」としての転悪成善の念仏の救いの世界を表現されています。正信偈（親鸞の『教行信証』の中にある偈）の一節に「不断煩悩得涅槃《ふだんぼんのうとくねはん》」（煩悩を断ぜずして、涅槃の世界を感得する）があります。死を前にした病弱者にも、欲まみれの俗生活の中に生きる庶民にも救い（自力を思いを翻して、仏の教えの如く、お任せします。南無阿弥陀仏）のある浄土の教えを勧められています。

多くの人が死を忌み、極めて強くこれを恐怖するのは全く死の何物たるやを知らざることに起因すると言わねばならぬ。しかも理性によりて死の恐怖を除くことは出来ない。（中略）死の恐怖はまさに死に当面せる時の恐怖ではなくして、平時にありて死を考えるときにあらわれるところの死の観念の恐怖である。（一九九頁）

宗教は人間の死を無くするためのものではなく、ただ人間が免れぬることの出来ぬ死の苦悩を無くするものである。死の恐怖を止めしめるものでなく、ただ死の恐怖の為にその平生の生活が脅《おびや》かされることのないようにするものである。死ぬることを防ぐ

のでなくして、如何にして善く死ぬべきかを教えるものである。（二〇〇頁）

哲学者フィヒテは「死ぬ心配をする人は、今を生きていない」と言われています。医学医療は科学的な思考で量的な不老不死を目指しているかの如くです。明日こそ、明日こそと明るい未来を夢見て、今、今日、ここに足が地についてない生き方をいくら繰り返して延命しても空過流転《くうかるてん》を免れないと指摘しています。仏智に照らされて迷いの姿に気づいて、縁起の法に目覚めて、生きることは常に死に裏打ちされた生を一瞬・一瞬生きることと受けとめ、今日、ここを念仏して精一杯生きていくことを勧めるのです、そこには命の長い・短いへの執われを超えた、仏の本願海に包まれて、生きる死ぬは仏へお任せの死をも含めた自然な生き方を勧めています。

宗教の感情は我々人間に来世（浄土）の思想を起さしめる。

理想の境地たる浄土に往くべき仏の教えを信じて疑いのないものであれば、臨終はいかにあろうとも正しく来世の浄土に往くことが定まってしまうから、死に際して何もうろたえ騒ぐことは無い、安心して死ぬることが出来ると言われるのである。（中略）現在に存在する人々が、理想の心境（浄土）として、その死後に求むる心の世界を指

すのである。　（二〇二二頁）

科学的合理思考を尊重する医療人、現代人の多くは、結果として科学的思考を信仰しているのです。宗教とは、「宗」とは自分が一番大事にしているものという意味です、「教」とは自分が生きる上で大切にする考え方の基本です。聞法を通して自力のはからいの生活は迷いの繰り返しであると目覚める者は、身の凡夫性は死ぬまで変わらないだろうが、心は自然と思いが翻されて、翻せしめた仏の教えに沿って、仏の教えの世界（浄土）を生きていこうと転じられるのです。「帖外和讃」に言われる、

超世《ちょうせ》の悲願ききしより　われらは生死《しょうじ》の凡夫かは
有漏《うろ》の穢身《えしん》はかわらねど　心は浄土に遊ぶなり

のようにです。仏さまへ「お任せ」の世界を生きるのです。

医療者への願い

富士川の医療者への願いは、

医術を実行するところの医家の人格が宗教的であり、従ってこの医術が宗教的の心を

本として行われるところに始めて恵人済生の方術が貫徹することが明瞭に知られる。余が一層必要を感じたのは医家をして医術と宗教との親密なる関係を明らかにせしむることであった。（一四頁）

宗教の心が十分に現わるることによりて我々は常に迷妄の世界に住しながら、真実の光明に照らされて、自由安楽の生活を営むことが出来るのである。（二〇八頁）

医師として医療に携わる者は常に最新の医学知識・技術の更新に努め、患者へ対応することは当然の責務でしょう。自分の不案内な分野であれば分斉を知って、それなりの専門医へ紹介するでしょう。同時に人として道を求める人格であってほしいとの富士川游の願いが表白《ひょうびゃく》されています。浄土教、念仏の教えの中に自然と人格の成熟へと導かれ自利利他《じりりた》の世界が展開するでしょう。それは広島市安佐医師会の『医の倫理のすすめ』に示されています。

慚愧の心

仏の教え（無量光）に照らされて、自分の価値は全く否定せられて自ずから謙虚の状態になるのである。道徳の教えを聞きて謙虚の徳が医家に備わらねばならぬことを承知して、常に謙虚の態度に出ようとしてもそれは実際に容易でないが、宗教の心として謙虚はそういう自分の心念のはたらきを無くしたときに本性のはたらきとして自らあらわれるものである。それ故に、宗教の心として謙虚は道徳の心として謙遜よりも、遥かにその力の強いものである。ここに医家が実際にその業務を執るにあたりて、宗教の心のあらわれることを重要とする理由の一つが存すると言わねばならぬ。

（一七九頁）

富士川游は医師など「師」という名前の付く職業は、病気だけではなく病人を治療するという広い見識を持つと同時に仏の心に触れて仏の智慧と慈悲の前に謙虚に自分を律しながら医道に励むことを願い続けていました。

私自身が四〇歳頃、某公的病院の外科部長として赴任した時、仏教の師からいただいた手紙の一節に「あなたがしかるべき場所で、しかるべき役割を演ずるとは、今までお育て頂いたことへの報恩行《ほうおんぎょう》です」の言葉に「参った！　餓鬼だった。人間になれてなかった、南無阿弥陀仏」と念仏させられました。自己中心的に取り込むことしか考えていなかった自分を照らし破られました。

『涅槃経《ねはんぎょう》』の言葉を親鸞聖人が『教行信証《きょうぎょうしんしょう》』信巻に引用しています。

慚《ざん》は内に自ら羞恥《しゅうち》す、愧《き》は発露《ほつろ》して人に向かう。慚は人に羞《は》ず、愧は天に羞ず。これを慚愧《ざんぎ》と名づく。無慚愧は名づけて人とせず。

罪に対して痛みを感じ、罪を犯したことを羞恥する心が慚愧です。慚愧がなければ、人と呼ぶことはできないと言われています。

また、傷つけまいと思っていても、傷つけてしまうこともあります。さらに続けて、

慚愧あるがゆえに、すなわち父母《ぶも》・師長を恭敬《くぎょう》す。慚愧あるがゆえに、父母・兄弟・姉妹あることを説く。善《よ》いかな大王、具《つぶさ》に慚愧あり。

慚愧の心が人間関係を開くのであると。慚愧においてはじめて人を人として敬うことが成り立つのです。慚愧の心がなければ、人間関係を生きていながらも相手を人として見ることができません。慚愧によって人と人との間を生きる、文字通り「人間」たらしめられるのです。

医療と仏教の協働

緩和ケアをすべての疾患に拡大する「医療における第三のパラダイムシフト」加藤恒夫、医学界新聞第二八七九号二〇一〇年五月一七日、第八回英国緩和ケア関連学会報告（二〇一〇年三月開催）。

「Good Death を包括した公衆衛生的アプローチ」（前略）パーキンソン病、腎臓病、脳卒中の緩和ケアの特別講演が企画され、これらの疾患の患者が持つ緩和ケアニーズの解析と対策立案が「公衆衛生的アプローチ」として議論された。とりわけ印象的だったのは次の二点が参加した専門職の共通の意見だったことである。

一つ目は、これらの慢性疾患が、時には医療的介入により一時的に改善する可能性があるために、積極的医療などの適応を含めたケアのあり方の判断根拠（Evidence）を明確にすることが急務であること。もう一つは、家族・医療者双方の「想い」の調整が、がんの緩和ケアに比して格段に難しいことである。

今回の学会の伏線として、死のとらえ方をめぐる、社会教育および医療の観点からの議論を喚起する必要性の認識が高まっていたことがある。彼らがめざしているのは、医療の中でこれまでタブー視されてきた「死」を「誰にも訪れる必定」ととらえ直すこと、そして、これまでの Cure をめざす医療を Good Death を包括する医療へと転換していくことである。

I.Higginson は、医療の第一のパラダイムシフトは近代医学の発展による感染症の克服であり、第二は近代ホスピス運動の開始である（ひたすら Cure を追求し、人間を生物学的モデルのみとして扱い、医療現場から人間性を剥奪してきた近代医学に対するアンチテーゼ）と語る。

それならば、「終末期ケアの非悪性疾患への拡大」は、死を〝Good Death〟として医療対象化した第三のパラダイムシフトにほかならない。

日本では看護師は医師の助手の仕事をするものであったり、療養中の患者の身の回りのお世話をするというイメージが強かったのですが、西洋の考え方が移入され「病気や傷害で引き起こされる患者の人間的な反応」を診断して対応するという定義づけがなされるようになってきているということです。

富士川は時代性の制約の中で浄土教の無条件の救いの世界を感得して、全ての一人ひとりの人生の全体像を見通して「医療と仏教の協働」で救われていく道を医療の世界に実現することを願っていたことを紹介させていただきました。

ビハーラ医療団について

一九九八年七月に三重県の湯ノ山温泉にて、仏教の教えに立ってビハーラ活動を行うことを願いとして、内田桂太（岩手県立磐井病院院長：発会当時）、田畑正久（東国東国保総合病院院長：発会当時）、田代俊孝（同朋大学大学院教授：発会当時）の呼びかけで発会。ビハーラ運動を推進する医療関係者・ビハーラ関係者で構成。事務局を仁愛大学学長補佐室に置く。

〔趣　旨〕

末期医療、高齢者医療の場においては、心の学びやその支えをいかにするか、あるいはまた人生の充足感をいかに得るかなどが大きな課題になってきた。また、先端医療などの場でも生命倫理が問われ、心の学びが必要とされてきた。

特に患者とっては末期になればなるほど医療技術よりも普遍宗教による心の支えが必要となってくる。とりわけ、日本人にとって最もなじみの深い仏教の教えによることが望まれるところである。

そこで、このたび、我々、仏教を学んできた医療関係者は「ビハーラ医療団」を結成し、それぞれの場で、仏教精神にたって医療活動を行い、自ら学び、人をして教え信ぜしめるという

「自信教人信」の立場で聞法し、交流、協力して社会に貢献していきたい。

〔綱　領〕

ビハーラ医療団は会員それぞれの場で、仏教精神に基づいて医療活動を行い、一人ひとりの人間が、心豊に幸福な人生を全うしていく事に貢献するために次のことに努めます。

(1)私たちは「自信教人信」の立場で聞法します。

(2)私たちはあらゆる「いのち」を尊び、共生の社会の実現に努めます。

(3)私たちは悩める患者と生老病死の苦悩を共有し、ビハーラ運動の普及に努めます。

〔活　動〕

1、聞法研修会（年一回）
2、出版物等の刊行
3、情報交換
4、ビハーラの啓発・実践
5、医療面での協力

〔研修記録〕

第一回　一九九八年八月五日〜六日　三重・湯の山温泉希望荘（担当　田代俊孝）

第二回　一九九九年九月四日～五日　大分・東国東病院（担当　田畑正久）
講師　同朋大学名誉教授　池田勇諦
講師　九州大谷短大教授　宮城　顗

第三回　二〇〇〇年九月一六日～一七日　東京・築地本願寺・稲田西念寺（担当　田代俊孝）
講師　元大谷大学　坂東性純

第四回　二〇〇一年一〇月二一日～二二日　愛知・同朋大学（担当　田代俊孝）
講師　元東京大学教授　養老孟司
南山大学名誉教授　ヤン・バン・ブラフト
同朋大学名誉教授　池田勇諦

第五回　二〇〇五年七月三〇日～三一日　京都・大谷婦人会館（担当　田代俊孝）
講師　中央仏教学院教授　梯　實圓

第六回　二〇〇六年七月二九日～三〇日　新潟・三条東別院（担当　内田桂太）
講師　元東本願寺研修部長　宗　正元

第七回　二〇〇七年八月一八日～一九日　福岡・専立寺（担当　田畑正久）
講師　筑紫女学園大学教授　小山一行

第八回　二〇〇八年八月三〇日～三一日　石川・金沢東別院
（担当　田代俊孝・金沢ビハーラの会）
講師　仁愛大学教授　蓑輪秀邦

第九回　二〇〇九年九月一二日～一三日　名古屋・同朋大学・名古屋東別院
（担当　田代俊孝）
講師　同朋大学特任教授　神戸和麿
第十回　二〇一〇年九月一一日～一二日　広島・広島西別院（担当　駒澤勝）
講師　龍谷大学名誉教授　信楽峻麿
第十一回　二〇一一年九月一〇日～一一日　滋賀・長浜ロイヤルホテル（担当　田代俊孝）
発表　九名
第十二回　二〇一二年九月一日～二日　宮崎・安楽寺会館（担当　栗田正弘）
発表　一一名
第十三回　二〇一三年九月七日～八日　静岡・グランシップ（担当　田代俊孝）
講師　静岡大学教授　松田　純
静岡県立がんセンター緩和医療科医師（当会会員）　相河明規
発表　八名
第十四回　二〇一四年九月六日～七日　那覇・沖縄県市町村自治会館（担当　志慶眞文雄）
発表　一〇名
第十五回　二〇一五年八月二九日～三〇日　京都・龍谷大学大宮学舎清和会館
（担当　田畑正久）
講師　本願寺派勧学寮頭　徳永一道

大谷派真宗教学研究所所長　安富信哉
発表　六名
第十六回　二〇一六年九月三日～四日　岐阜・高山市民文化会館（担当　田代俊孝）
講師　真蓮寺住職　三島多聞
発表　五名
第十七回　二〇一七年八月二六日～二七日　三重・専修寺高田会館（担当　田代俊孝）
講師　広島大学名誉教授　松田正典
専修寺宝物館主幹　新　光晴
発表　五名
第十八回　二〇一八年九月一日～二日　福井・仁愛大学（担当　田代俊孝）
発表　八名
第十九回　二〇一九年八月三一日～九月一日　福岡・専立寺（担当　田畑正久）
講師　専立寺住職・ビハーラ福岡代表　藤　泰澄
発表　五名・シンポジウム
第二十回　二〇二二年九月四日　京都・龍谷大学大宮学舎清和会館
（担当　田代俊孝・田畑正久）
発表　七名・一名ＰＰによる発表

〔刊行物〕

○ビハーラ医療団講義集

Ⅰ『ビハーラ医療団―学びと実践―』ビハーラ医療団編　二〇一二　自照社出版

Ⅱ『念仏医療者の臨床聞法録』ビハーラ医療団編　二〇一三　自照社出版

Ⅲ『穢土の看取りと穢土の看取り』ビハーラ医療団編　二〇一四　自照社出版

Ⅳ『他力のビハーラ』ビハーラ医療団編　二〇一五　自照社出版

Ⅴ『ビハーラの往生と成仏』ビハーラ医療団編　二〇一六　自照社出版

Ⅵ『ビハーラと『歎異抄』による救い』ビハーラ医療団編　二〇一七　自照社出版

Ⅶ『信を得ることとビハーラ』ビハーラ医療団編　二〇一八　自照社出版

Ⅷ『ビハーラと妙好人』ビハーラ医療団編　二〇一九　自照社出版

（自照社出版は二〇二〇年廃業しました）

『骨道を歩む』宮城　顗・田代俊孝述　二〇〇〇　ビハーラ医療団発行・法藏館発売（品切れ）

○ビハーラブックレット

①田畑正久述『人間として成長・成熟すること』ビハーラ医療団（品切れ）

②志慶眞文雄述『生死を超えて』ビハーラ医療団（品切れ）

③田代俊孝述『生と死を考える―ラジオ深夜便―』ビハーラ医療団（品切れ）

〔世話人〕
田畑正久　田代俊孝（代表）
〔事務局〕
〒九一五―八五八六　福井県越前市大手三―一―一　仁愛大学学長補佐室内
電話（〇七七八）二七―二〇一〇　Eメール　tashiro@jindai.ac.jp

ビハーラ医療団規約

第1条（目的）　本会はビハーラ（仏教ホスピス）運動の推進と啓発をはかり、会員相互が研修することを目的とする。

第2条（名称）　この会を「ビハーラ医療団」とする。

第3条（所在地）　この会の事務局を〒九一五―八五八六　福井県越前市大手三―一―一　仁愛大学学長補佐室内に置く。

第4条（会員）　この会の会員はビハーラ医療に携わる医療関係者、およびそのことに関心のある者とする。

第5条（役員）　この会に若干名の世話人を置き、そのうち一名を世話人代表とする。会の運営は世話人の合議で行う。

第６条（役員の任期）　当分のあいだ役員の任期は定めない。

第７条（事業）　この会は次の事業を行う。
１　ビハーラに関する研修会、学術大会。
２　ビハーラの啓発事業。
３　ビハーラに関する出版および電子メディア等の刊行。
４　その他。
第８条（運営）　年一回世話人による会議を行い、この会に関する重要事項について審議する。

第９条（会費）　会費はこの会の運営通信費として年額一、〇〇〇円とする。なお、研修会参加費は別途徴収する。

第10条（規約の改廃）　この規約は世話人の過半数の同意をもって改廃することができる。

付則　この規約は平成二三年一〇月一日より施行する。

著者紹介（掲載順）

田代俊孝（たしろ しゅんこう）

仁愛大学学長。同朋大学名誉教授。真宗大谷派行順寺住職。（公財）長寿科学振興財団理事。文学博士。ビハーラの提唱者の一人。ビハーラ医療団世話人代表。
主な著書　『親鸞の生と死』、『仏教とビハーラ運動―死生学入門』、『悲しみからの仏教入門』、『親鸞思想の再発見』、『歎異抄―心に刺さるメッセージ』、『親鸞　左訓・字訓・語訓辞典』（以上法藏館）、『愚禿鈔講讃』（東本願寺出版）、『LIVING AND DYING IN BUDDHIST CULTURES』（ハワイ大学）他多数。

山本成樹（やまもと なるき）

三菱京都病院・市立ひらかた病院ビハーラ僧。浄土真宗本願寺派願生寺衆徒。龍谷大学文学部卒。ビハーラ医療団会員、お寺と教会の親なきあと相談室評議員、作業療法士。元あそかビハーラ病院ビハーラ僧。

徳永道隆（とくなが みちたか）

浄土真宗本願寺派延命寺住職。福山大学・京都光華女子大学非常勤講師。メリィホスピタル臨床宗教家。ビハーラ医療団会員。龍谷大学文学部卒。貴船原少女苑教誨師などを歴任。中国新聞文化センター「やさしい浄土真宗入門」五日市教室講師。
主な著書　『仏教とカウンセリング』（共著）（法藏館）他。

宮本直治（みやもと なおじ）

薬剤師。がん患者グループ「ゆずりは」代表。浄土真宗本願寺派養源寺衆徒。病院勤務時にがんに罹患、それを機に得度。退職後（一社法）「医療と暮らしを考える会」理事長。ビハーラ医療団会員。摂南大学薬学部卒。
主な著書　『他力のビハーラ』（共著）、『穢土の看取りと浄土の看取り』（共著）（以上自照社出版）。

著者紹介（掲載順・つづき）

駒 澤　勝（こまざわ まさる）

こまざわ小児科医院院長。真宗連合学会会員。ビハーラ医療団会員。真宗門徒。岡山大学医学部卒。国立岡山病院小児科勤務。小児がんなど多くの難病の患者の治療に行き詰まり、仏教にその解決を求める。

主な著書　『病気の子どもも日本一』（山陽新聞社）、「健康であれば幸せか」、『目覚めれば弥陀の懐』（以上法藏館）他。

松 田 正 典（まつだ まさのり）

広島大学名誉教授、くらしき作陽大学客員教授。（財）広島大学仏教青年会評議委員長。理学博士。元くらしき作陽大学仏教文化研究センター長。ビハーラ医療団会員。2018年瑞宝中授賞受賞。

主な著書　『いのちの伝承──若者に語る仏教』、『科学文明を生きる人間』（共著）、『現代に生きる歎異抄』、『真実の遇う大地』（以上法藏館）、『浄土真宗のすくい』、『妙好人に学ぶ』、『歎異抄後序のこころ』（以上自照社出版）他。

田 畑 正 久（たばた まさひさ）

佐藤第二病院院長。龍谷大学客員教授。大分大学非常勤講師。医学博士。ビハーラ医療団共同代表。九州大学医学部卒。東国東広域国保総合病院院長、龍谷大学大学院教授、日本外科学会専門医・指導医などを歴任。

主な著書　『医療文化と仏教文化』、『医者が仏教に出遇ったら』、『富士川游の世界』（共編）（以上本願寺出版社）、『病に悩むあなたへ』（東本願寺出版）、連載コラム「今を生きる」（大分合同新聞）他。

〔編 者〕

ビハーラ医療団

1998年７月に内田桂太（岩手県立磐井病院院長：当時）、田畑正久（東国東国保総合病院院長：当時）、田代俊孝（同朋大学大学院教授：当時）の呼びかけで発会。仏教の教えを学び、ビハーラ運動を推進する医療関係者・ビハーラ関係者のネットワーク組織。会員の多くが医師などの医療関係者であり、仏教を学んでいる。全国各地で「仏教と医療を考える」研修会を開催し、その講義録を刊行。事務局を仁愛大学学長補佐室に置く。2015年第49回仏教伝道文化賞沼田奨励賞を受賞。

ビハーラ医療団講義集 IX

救われるとは―医療と宗教の協働―

2023年５月25日　第１刷発行

編　者　ビハーラ医療団（代表 田代俊孝）

発行者　鹿 苑 誓 史

発行所　合同会社 自照社

〒520-0112 滋賀県大津市日吉台4-3-7

tel:077-507-8209 fax:077-507-9926

hp:https://jishosha.shop-pro.jp

印　刷　亜細亜印刷株式会社

ISBN978-4-910494-21-0